総合診療医が教える

よくある気になるその症状

🚩 レッドフラッグサインを見逃すな！

岸田 直樹
Kishida Naoki

じほう

本書のご利用にあたって

本書の記載内容が最新かつ正確であるよう最善の努力をしておりますが，診断・治療法，医薬品添付文書・インタビューフォーム等は最新の知見に基づき変更されることがあります。そのため，本書を利用される際は十分な注意を払われるようお願い申し上げます。

株式会社じほう

まえがき

　少子高齢化・人口減少が叫ばれるなか，2014年度の日本の医療費はとうとう40兆円を超えました。限られた資源のなか，適切な形で予算が使われることがとても大切な時代に日本は突入しています。「保健医療2035」でも厚生労働省から提示されているように，その最も大きな分野の1つが医療であることは間違いありません。医療に限った話ではありませんが，このような現状から，もはや自分でできることは自分でする，そのような全員総力戦で乗り切ることは誰から見ても避けられない状況なのかもしれません。しかし，このような未来，社会だから仕方がないからといった思考ではなく，よくよく考えてみると，適切な知識をもってセルフケア・セルフメディケーションができるのであれば，一人の人間としてそうしたいところです。実際，何でも医療機関を受診していても良いことばかりではないとすでに感じられている人も多いでしょう。ちょっと調子が悪くて医療機関を受診したところ，そんなつもりでなかったのに高額な検査をたくさんすることになったり，かぜで受診したのに待合室にインフルエンザや胃腸炎の人がたくさんいて長時間待たされた結果，それをもらってきて逆に長引いてしまったりなんてことも珍しくはありません。しかし，セルフケアといってもそのやり方を適切に学ぶ機会はなく，簡単なことではありません。そこで，特にかぜやウイルス性胃腸炎など勝手に良くなる（self-limitingな）疾患群を中心にセルフケアをサポートする場として薬局を利用し，そこで薬剤師さん（登録販売者など）が対応してくれることは極めて大きいと医師として感じます。日本の医療現場の問題の1つであるコンビニ受診も減ることになるでしょう。ところが，そのようなサポートは明日から誰にでもできるものではないことも事実で，体系的にかつ実践的なものとして学ぶ必要があります。

　そこで本書は，薬局薬剤師さんへの調査をもとに，よく聞かれる症状，聞かれて困る症状を調査し，そのデータに基づいた構成にしています。211人の薬局薬剤師さんに薬局で聞かれる症状に関してアンケートをとったところ，次ページの表のような結果となりました（複数回答可）。

　"かぜ"は症状ではありませんが，「かぜだと思うので」と言ってこられる

薬局でよく聞かれる症状

	症状	人数	割合
1位	かぜ	135	23.0%
2位	鼻水	63	10.7%
3位	咳	58	9.9%
3位	関節痛	58	9.9%
5位	便秘	54	9.2%
6位	下痢	51	8.7%
7位	腰痛	43	7.3%
8位	腹痛	36	6.1%
8位	咽頭痛	36	6.1%
10位	めまい	27	4.6%
11位	倦怠感	15	2.6%
12位	むくみ	11	1.9%

薬局で聞かれて困る症状

	症状	人数	割合
1位	めまい	32	17.7%
2位	倦怠感	28	15.5%
3位	関節痛	24	13.3%
4位	かぜ	20	11.0%
5位	むくみ	14	7.7%
5位	腰痛	14	7.7%
7位	下痢	13	7.2%
8位	便秘	10	5.5%
9位	腹痛	9	5.0%
10位	咳	8	4.4%
11位	ほてり	6	3.3%
12位	咽頭痛	3	1.7%

患者さんはとても多いですので症状の1つとしています。これらを大きなまとまりとしてまとめると，いわゆるかぜ様症状，痛み，消化器症状が多いことがわかります。よって本書ではStep 1を最も多い「かぜ様症状を見極める」，Step 2を「痛みを見極める」とし，意外に多い消化器症状をまとめてStep 3として「消化器症状を見極める」としています(図1)。

また，聞かれて困る症状へのアプローチも大切です。アンケート調査からも見て取れるように，とても興味深い結果が出ています。なんと「よく聞かれる症状」と「聞かれて困る症状」がほぼ逆転しています(図2)。かぜ様症状は聞かれて困る症状としてはあまり上位に位置づけられておらず，困るのはその他の症状のなかに多くがあったのです。

特にその他の症状のなかでもどのような違いがあるかも別グラフにしてみたところ，図3のようになりました。

めまい，倦怠感で半分以上を占めています。よってStep 4は聞かれて困る症状へのアプローチとして「めまい・倦怠感を見極める」という構成にしています。

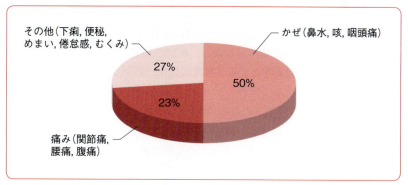

図1　薬局でよく聞かれる症状

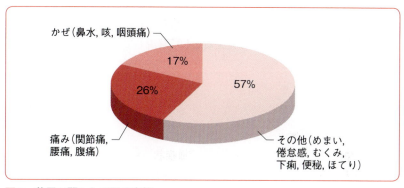

図2　薬局で聞かれて困る症状

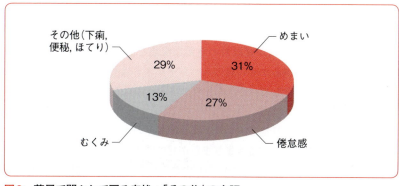

図3　薬局で聞かれて困る症状:「その他」の内訳

このように，実際の薬局薬剤師さんからの調査結果に基づいた"よくある気になる"症状を選択し，カテゴリー分類を試みています．当然すべての症状を本書は網羅していません．しかし，症状へのアプローチ（臨床推論）はすべての症状を網羅しようとすると複雑になり，わかりにくくなることが多く現実的ではありません．自著の1つである医師向けの総合診療外来マニュアルである『ジェネラリストのための内科外来マニュアル』（医学書院）も現場で使えることを第一に考え，症状を網羅的に取り上げることはせず，同じような構成となっています．すべての症状は網羅されていませんが，アンケート調査結果からもわかるように，これでもニーズに基づいた症状の90％程度はカバーできています．

　また，本書の特徴として，薬局における症状へのアプローチ（薬局での臨床推論）を可能な限りわかりやすくシンプルかつ実践的に身につけていただくために次の4つの重要なキーワードに注目して記載しています．これらの使い方に関してはこの後詳細に見える化して解説していきます．

> ❶ "かぜの3症状"チェック
> ❷ "胃腸炎の3症状"チェック
> ❸ "OPQRST"に注目する
> ❹ "レッドフラッグサイン"を見逃さない

　さらに，よく聞かれるNo.1である"かぜ"に関しては，薬局はその情報発信の中心であってほしいと医師として心から思います．医師向けに『誰も教えてくれなかった「風邪」の診かた』（医学書院）という本を2012年に出版させていただきましたが，医師の世界でもかぜに関する知識は大きく違います．実際のところ医師はかぜ以外の重篤な疾患を診断治療することが大きな役割であり，いわゆるかぜの真のスペシャリストはセルフケアをする患者さん自身でしょう．そして，それをサポートするのは薬局薬剤師さんであってほしいと心から思います．上記データに加えてこのような理由から，本書ではStep 1の「かぜ様症状を見極める」に多くのページを割いただけではなく，患者さんから聞かれるさまざまなかぜに関する疑問にも対応できるようになるために，「知っておきたいかぜのQ&A50 —— かぜに関する素朴な疑問に答えられますか？」を設定しQ&A形式で学べるようにしています．

本書は患者さんとのやり取りを臨場感ある形で提示するという構成の統一上，薬局の店頭をイメージしたものにしています．しかし，この症状へのアプローチ（臨床推論）は薬局にとどまらず在宅の現場でも生きることは間違いありません．ぜひ，薬局の店頭だけではなく在宅の現場で活躍する薬剤師になるためにも必須の知識・技術としてご活用ください．そして何より，一般の方がこれを読んで"よくある気になるその症状"へのセルフケアの方法を学んでいただくのがよいのではないかと思いませんか？

　世の中にはたくさんの医療情報があふれかえっています．しかし，実際のところその情報の多さと医学知識という複雑さのため真偽の判断は難しく，結局どうしたらよいか？ が現場にはきちんと伝わっていないように感じます．医療情報の多さと複雑さゆえに，漠然とした不安にさいなまれている患者さんを多く見ます．セルフケアの大切さを皆さんが感じ，少しずつでも実践していただけるように本書がサポートさせていただければ嬉しいです．

医療におけるエンパワーメントを推進する
総合診療医／感染症医
一般社団法人 Sapporo Medical Academy
代表理事　岸田直樹

目次

まえがき ……………………………………………………… iii
目の前の患者さんはどの症状？ ……………………………… xii
本書のキーワード ……………………………………………… xiv

Step 1　かぜ様症状を見極める …………………………… 1

1. かぜだと思うんです　　　　典型的かぜ型 …………… 2
2. 鼻水が出て仕方がありません　鼻症状メイン型 ……… 14
3. 喉が痛くてつらいです　　　喉症状メイン型 ………… 30
4. 咳が出てつらいです　　　　咳症状メイン型① ……… 44
5. 熱がつらいです　　　局所症状不明瞭・高熱のみ型 … 56
6. 咳が止まらなくって
　　　　　　　　咳症状メイン型②（やや長引く咳）… 68

知っておきたいかぜのQ&A50
──かぜに関する素朴な疑問に答えられますか？ ……… 80

> **EXERCISE 1**　かぜについての基本情報
> Q1 かぜの定義とは何ですか？　また，かぜの症状は何ですか？／Q2 かぜに対してどのくらいの医療費が使われているのですか？／Q3 なぜ，冬にかぜをひきやすいのでしょうか？／Q4 かぜの原因となるウイルスにはどんなものがあるのですか？／Q5 ウイルスごとのかぜ症状の特徴はありますか？／Q6 同じウイルスに何度も感染するのですか？／Q7 かぜの主な感染経路は何ですか？／Q8 ウイルス排泄期間はどのくらいですか？／Q9 どのくらい症状が続くのですか？／Q10 ウイルスが"こもりやすい"時間・場所などはありますか？／Q11 かぜに関する意外と知られていない情報はありますか？

EXERCISE 2　かぜの予防には何が効果的？

Q12 かぜ薬を予防目的で飲んでも意味がないというのは事実でしょうか？／Q13 かぜ予防に最も効果的なことは何ですか？／Q14 マスクは効果があるのでしょうか？　また，どんなタイプのマスクがよいのでしょうか？　会社などでマスクをしている人も多いですが，効果はどれほどなのでしょうか？／Q15 加湿・保湿にかぜ予防の効果はありますか？／Q16 手洗いの正しい方法を教えてください。／Q17 かぜの予防にはヨード薬でうがいをするのがよいですか？／Q18 効果的な食事・栄養のとり方を教えてください。／Q19 忙しいビジネスマンなどにお勧めしたいかぜ予防対策はありますか？／Q20 かぜをひきやすい，うつりやすい人のタイプはどんな人でしょうか？／Q21 かぜをひきやすい人が気をつけることは何ですか？

EXERCISE 3　かぜの初期症状がみられたら

Q22 かぜの潜伏期間はどのくらいなのでしょうか？／Q23 かぜ薬は症状がなくなるまで飲むべきでしょうか？／Q24 お風呂には入ってもよいのでしょうか？／Q25 かぜをうつして治すというのは本当ですか？／Q26 体温計の正しい使い方を教えてください。／Q27 市販のかぜ薬によくみられるピリン系，非ピリン系とは何ですか？／Q28 かぜ薬の種類は？　市販のかぜ薬のCMのように，喉・鼻・熱で分けられるものなのでしょうか？／Q29 かぜで病院に行ってもよいでしょうか？　また，どの科にかかればよいのでしょうか？／Q30 かぜの初期症状が出た場合に，職場で気をつけるべき留意点はあるでしょうか？／Q31 その他，かぜの初期症状がみられたら気をつけなければいけないことはありますか？　また，お酒やタバコは控えるべきですか？

EXERCISE 4　かぜがひどくなったら

Q32 かぜの重症化で起こりうる病気にはどんなものがあるのでしょうか？／Q33 かぜがひどくなるのは，人の体の中でどのようなことが起こっているからですか？／Q34 かぜだと思っていたら別の病気だったということは考えられませんか？　病院に行かなくて大丈夫でしょうか？／Q35 汗をかくと熱が下がるというのは本当でしょうか？／Q36 水枕やおでこに貼る冷却シートのようなものは解熱効果があるのでしょうか？／Q37 どうしても会社を休めない場合，どのようなことに気をつけたらよいでしょうか？／Q38 かぜとインフルエンザの違いは何ですか？／Q39 インフルエンザだった場合は，どのように療養するのが正しいのでしょうか？／Q40 看護する，またはされるときのポイントはありますか？

EXERCISE 5　かぜの治りかけ，こじらせない方法は？

Q41 かぜをぶり返すのはなぜでしょうか？／Q42 かぜをひかないためには免疫力を高めることが大切と聞きますが，具体的にどのようなことをすればよいのですか？／Q43 ストレスも免疫力を下げるといいますが，その対処法や，免疫力を下げる原因は他にもありますか？／Q44 ストレスに曝され，日常生活も不規則になりがちな社会人が，気軽にできる免疫力アップの方法があれば教えてください。／Q45 かぜをひかない人に共通するような特徴や習慣はありますか？／Q46 かぜの特効薬や，かぜをひかなくなるような未来はありえるでしょうか？

EXERCISE 6　その他の豆知識

Q47 かぜをひいたら母乳をあげてはダメですか？／Q48 おじいちゃん，おばあちゃんはかぜをひきやすいのですか？／Q49 プラズマクラスターやクレベリンなどには効果がありますか？／Q50 咳をやわらげる効果的な方法は何かないでしょうか？

| Step 2 | **痛みを見極める** ················· 115 |

- ⑦ せっかくの週末なのに頭が痛くて　　頭痛① ·········· 116
- ⑧ 頭が痛くて何だか調子が悪いの　　頭痛② ·········· 130
- ⑨ 腰が痛くて歩くのも大変で　　腰痛 ············ 140
- ⑩ 膝が痛くて…何かいい薬ある？　　関節痛 ·········· 156

| Step 3 | **消化器症状を見極める** ················· 171 |

- ⑪ 下痢が止まらなくって
  　　下痢（ウイルス性胃腸炎：お腹のかぜ）·········· 172
- ⑫ 何だか胃のあたりがむかむかして　　吐き気 ·········· 186
- ⑬ 昼くらいからお腹が痛くて　　腹痛 ············ 198

| Step 4 | **めまい・倦怠感を見極める** ············ 211 |

- ⑭ 何だかふらふらして　　めまい ············ 212
- ⑮ 何だか最近だるくって　　倦怠感 ············ 226

症状にまつわる素朴な疑問 —— 医師はどんな説明をしている？

頭痛
- Q 片頭痛のようでもあるし緊張型頭痛のようでもある，区別しにくい頭痛が多い印象ですが，いったいどちらなのでしょう？ どのように説明したらよいでしょうか？ ……128
- Q 片頭痛で頭にはちまきを巻いたら良くなるって本当ですか？ ……139

腰痛
- Q 急性腰痛の場合，安静にしているのがよいのでしょうか。また，ベルトやコルセットを使用したほうがよいですか？ ……154

関節痛
- Q 関節痛は冷やしたほうがよいですか？ それとも温めたほうがよいですか？ ……168

胃腸炎
- Q 日常生活の注意点を教えてください。……184
- Q ノロウイルスの潜伏期間や便へのウイルス排泄期間はどのくらいですか？ ……184
- Q 胃腸炎の原因微生物と食べ物の関係にはどのようなことがありますか？ ……196
- Q 病歴をしっかり聞いても胃腸炎の原因（食べ物やシックコンタクト）がはっきりしないことが多いのですが，どのように説明したらよいですか？ ……197

腹痛
- Q 腹痛を訴える患者さんは結局は原因がよくわからないことが多いのですが，どのように説明したらよいでしょうか？ ……209

めまい
- Q めまい持ちなんですけど何か良い方法はないですか？ ……225

倦怠感
- Q 倦怠感を訴える患者さんは症状が多くて，熱に関しても「普段は35℃台なので，36℃台でもだるくてつらいです」なんて言われることが多いですが，この熱は病的な熱として受診勧奨したほうがよいのでしょうか？ ……240

付 録
- 付録① 主なOTC薬の成分一覧表 ……243
- 付録② 主な速乾性手指消毒薬の成分と特徴 ……277

索引 ……282

目の前の患者さんはどの症状？

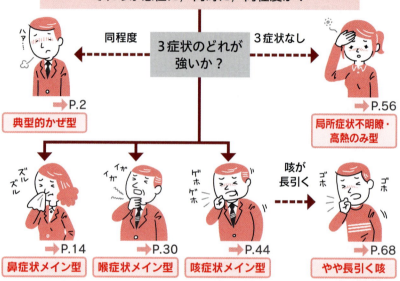

かぜ様症状を訴えたら？

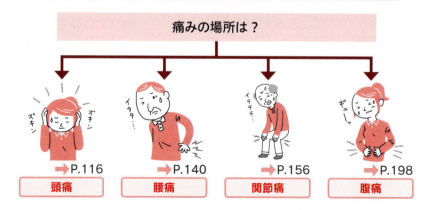

痛みを訴えたら？

消化器症状を訴えたら？

「吐き気・嘔吐，腹痛，下痢」3症状の有無と程度を確認。
それらが急性に，同時に，同程度か？

3症状のどれが強いか？

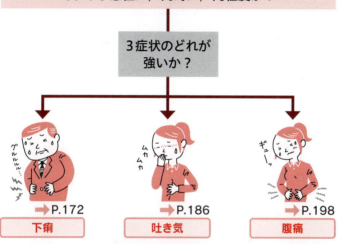

→ P.172　下痢

→ P.186　吐き気

→ P.198　腹痛

なんとも言えない体調不良（不定愁訴）を訴えたら？

なんとも言えないその訴えはめまい？　それとも倦怠感？

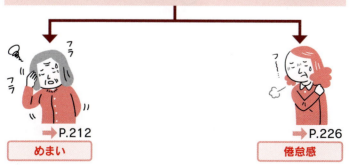

→ P.212　めまい

→ P.226　倦怠感

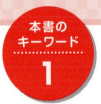

かぜの3症状チェック

本書のキーワード 1

以下の **3** 症状が

　急性に　　同時に　　同程度　

かを確認！

1 はな
くしゃみ・鼻水・鼻づまり

3 せき
咳・痰

2 のど
咽頭痛（嚥下時痛）や
イガイガ感

※特に"はな"症状があれば
重篤な疾患の可能性は低い。

本書のキーワード 2

胃腸炎の3症状チェック

以下の **3** 症状が

急性に **同時に** **同程度**

かを確認！

1 むかむか
吐き気・嘔吐

2 お腹の痛み
腹痛

3 下痢
下痢・水様便

※特に"頻回の水様下痢"があれば胃腸炎の可能性が高い。

本書のキーワード 3

OPQRSTチェックシート

症状を効率的に漏れなく聞くためのコツがOPQRSTです。Step2「痛みを見極める」からは，このチェックシートを使って患者さんの症状を聞いていきます！

Onset（発症形態） いつから始まったか？ どのようにして始まったか？		
Provocative & Palliative（増悪・緩解因子） 何をしたら良く・悪くなるか？		
Quality（性状） どんなタイプか？		
Region（部位）/Related symptom（随伴症状） 場所は？/他の症状は？	部 位	随伴症状
Severity（程度） どのくらいつらいか？		
Time course（時間経過） 症状の時間での変化は？		

本書のキーワード 4　レッドフラッグサイン

　レッドフラッグサインとは「危険な徴候」のことで，重篤な疾患を疑うサイン（気づき）として医師は使います。すべての疾患を診断することが目的ではない薬局や在宅では，このレッドフラッグサインを見逃さないという姿勢がさらに大切になります。薬局や在宅では緊急性のサインというほど重篤なもののイメージではなく，「医療機関を受診させたほうがよい徴候」，「医師に的確に伝えるべき徴候」として広くとらえるとよいでしょう。レッドフラッグサインがないか常に注目するようにしてください。

　本書で提示しているレッドフラッグサインは，あくまでも医師の世界で言われているものを薬局向けに著者が独自に修正したものです。よって，薬局・在宅ではそれでよいとコンセンサスが得られたものではありません。よって，このレッドフラッグサインはその使い方だけではなく注意点があります。

使い方①
各徴候でレッドフラッグサインの有無を必ず確認します。一つひとつ聞くのは大変ですので，患者さんにチェックリストとして記入してもらうのもよいでしょう。

注意点①
レッドフラッグサインがなくても「絶対大丈夫です」とは言わないように。「現時点では緊急のサインはなさそうです」と言いましょう。

注意点②
「レッドフラッグサインがでなければ医療機関を受診しなくてもよいです」とは言わないように。「判断が難しいとか，症状が続くようならまた薬局に来てご相談くださいね」と，一緒に診る姿勢を示しましょう。

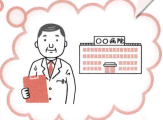

使い方②
レッドフラッグサインを使って，「今後このような症状が出ないか注意してくださいね」と医療機関受診のタイミングを説明する素材として利用するのも大切です。

使い方③
レッドフラッグサインを用いて，薬局で患者さんに渡す資料を作成するとよいでしょう。患者さんはたくさんの情報を覚えられないことが多いです。

注意点③
本書のレッドフラッグサインは国が認めたような，コンセンサスが得られたものではありません。可能であれば，受診勧奨の基準はその地域の医療機関や在宅医と話し合って決めるのがよいでしょう。

Step 1

かぜ様症状を見極める

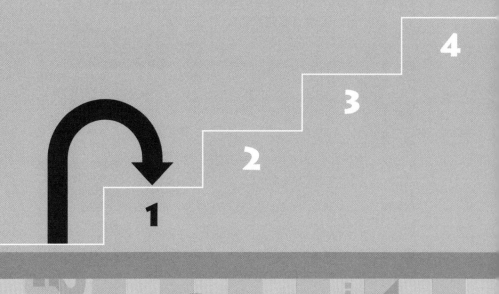

Step 1　かぜ様症状を見極める

１ かぜだと思うんです
典型的かぜ型

本項のねらい

本書の「まえがき」で示したとおり，著者が行ったアンケート調査では，薬局でよく聞かれる症状の1位：かぜ，2位：鼻水，3位：咳となっており，咽頭痛も8位でした。皆さんも薬局や在宅で働いていると，かぜに関する訴えをよく聞くと思います。では，典型的なかぜと言えるかどうか，どのように判断したらよいのでしょうか。次の患者さんを例に考えてみましょう。

 薬局に20代後半の男性が「かぜ薬が欲しい」と言ってやってきました。

患　者：❶<u>かぜだと思うんです</u>。かぜ薬が欲しいのですが…。

薬剤師：どのような症状ですか？

患　者：昨日の朝からちょっと喉が痛くて，❷<u>のど飴をなめていた</u>のですが，夕方くらいから熱っぽくなってきて熱を測ったら37.8℃ありました。

薬剤師：そうですか，❸<u>それはおつらいですね</u>。その後はどうですか？

患　者：夜，喉は痛かったんですが，食事は意外にとれて，何とか寝られました。今朝は喉が痛いのはちょっとやわらいでいますが，咳と鼻水が出てきて，熱っぽく，測ったら37.3℃ありました。

❶「かぜ」という言葉からは，実は何もわかりません。まずは会話のなかから「具体的な症状」を引き出しましょう。

❷何か服用しているものがあれば，その製品名なども確認しましょう。

❸共感の一言が大切です。

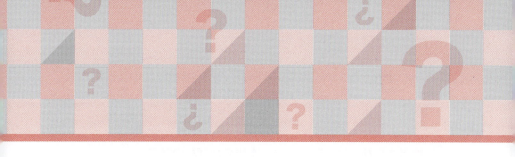

薬剤師：年齢を伺ってもよろしいですか？

患　者：28歳です。仕事が忙しくて病院に行っても時間がかかるし，これ以上こじらせたくなくって…。

薬剤師：そうですよね。<u>持病があるとか，お薬や食べ物のアレルギー</u>❹はありませんか？

患　者：ありません。

薬剤師：お酒やタバコはどのくらいたしなまれますか？

患　者：お酒は飲み会のときくらいです。タバコは1日に10本くらい吸います。

❹ 既往歴，内服薬，薬や食物アレルギーの有無は最低限聞きましょう。

➡ **さて，この患者さんにあなたはどのように対応しますか？**

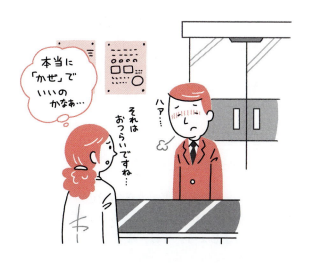

1 典型的かぜ型　かぜだと思うんです

解説

患者さんがかぜと言ったら，本当にかぜなのか？

　薬局でのOTC薬の選択・自宅療養といった対症療法のみで十分対応可能な疾患の1つにかぜがあります。日本では気軽に医療機関を受診できるため，多くの外来（特に救急外来）はかぜ患者でごったがえしていますが，かぜで体調が悪いうえに，長時間待たされるのはあまり良い状況とはいえません。また本当にかぜであれば，適宜OTC薬などを使いながらの自宅療養が望ましいでしょうし，医療機関を受診したことで逆にインフルエンザや胃腸炎を他者からもらってしまうといったことも起こり，感染性の点からも良いとはいえません。セルフケアが最も大切な疾患，それがかぜなのです。

　ところで，かぜとはいったい何でしょうか？　かぜは確かに薬局で対応可能な疾患ではありますが，かぜという用語の使われ方は，一般市民にとっても医療者にとっても幅広く，実は重篤な疾患が紛れ込んでいることがあり注意が必要です。そのようなことが起こるのは実はかぜの定義があいまいだからであり，調子が悪いときは患者自身がつい何でも「かぜだと思う」と言ってしまいがちで，本当はかぜではないのに総合感冒薬を購入してしまうことがあります。例えば次のようなケースです。

【かぜと思ったら実は…】
- 軽い咳と少し呼吸が苦しい感じがするのでかぜ薬が欲しいと受診した70代の男性が，実は心不全だった
- 喉のあたりが痛いのでかぜだと思うと受診した60代女性が，実は心筋梗塞だった
- だるさと微熱が長引くのでかぜ薬が欲しいと受診した20代男性が，実は急性肝炎だった
- 熱が出たのでかぜ薬が欲しいと受診した40代女性が，実は腎盂腎炎だった

　このようなことは可能な限り避けたいところですが，いくつかの理由で意外に起こりうると心得ましょう。では，なぜこのようなことが起こるので

しょうか？　ここには「かぜ」という用語の用いられ方として2つの側面からのピットフォール（落とし穴）があります。

> ❶ 患者さんが，「熱だけ」や「強い倦怠感」を「かぜ」と言ってしまう．
> 世間一般では，熱が出ていれば何でもかぜだと考えていると思え！「かぜじゃないですよ」と教えてあげよう
> ❷ 医療者が，「熱だけ」や「強い倦怠感」を「かぜ」と言ってしまう．
> 医療者（特に医師）もよくわからない，見た目に症状が軽そうなときは，「かぜですね」と言いがち

　患者さんに限らず医療者までもが，かぜという用語を誤って使うことがあります。薬剤師さんがセルフメディケーションをサポートするうえで重要なことは，医療機関受診のタイミング（受診勧奨）を適切に提示できることです。特にかぜという訴えの場合は，安易にかぜ薬を販売せずに，かぜかどうかをしっかり判断しましょう。世間一般では急に体調が悪くなったら何でも「かぜ」と言うものなので要注意と心得ましょう。また医療者も，よくわからない訴えのときについ「かぜですね」と言ってしまいがちなので注意が必要です。

かぜと言ってもよいときと，よくないとき。そもそも，かぜの定義とは？

　急に調子が悪くなった患者さんや，患者さんの訴えがよくわからないときに，何でも「かぜ」と言わないことが重要です。そのためにはかぜをしっかりと定義して使い分けることが重要となります。
　では，かぜはどのように定義されるでしょうか。実は医学の世界においてもここの記載に統一したものがないため混乱するのですが，きちんと定義することが重要と考えます。

ここがPOINT！

かぜの定義

自然に良くなる上気道のウイルス感染症

1 典型的かぜ型　かぜだと思うんです

　重要なのは，自然に良くなるウイルス感染症であることと，上気道（喉，鼻，気管支）の感染症であることです➡ⓐ。例えばウイルス性胃腸炎は自然に良くなるウイルス感染症で腸感冒ともいわれますが，「胃腸炎」と判断するほうがよいでしょう。「お腹のかぜみたいなものです」と患者さんに言うのは悪くはない説明ですが，医療者としては，他疾患との鑑別のためにもいわゆるかぜ（ウイルス性上気道感染症）とは分けて考えることが重要です。そのような言い方をすると，ほとんどの場合，自然寛解するウイルス感染症であるコクサッキーウイルスやエンテロウイルスなどによるウイルス性髄膜炎も「頭のかぜ」と言えなくもないことになります。しかし，これもやはり「かぜ」には入れないほうが賢明と思われます（不安があまりにも強い患者さんには「頭のかぜみたいなものです」と言うことはありますが）。どこまでがかぜか？　ということを明確にすることが重篤な疾患のサインを見逃さないためにも大切です。今日からはウイルス性上気道感染症のみをかぜと考えるようにしましょう。

【どこまでがかぜか？】

ウイルス性上気道感染症

ウイルス性胃腸炎（お腹のかぜ・腸感冒）
ウイルス性髄膜炎（頭のかぜ？）
ウイルス性肝炎（肝臓のかぜ？？）
ウイルス性心筋炎（心臓のかぜ？？？）

かぜって"いろいろ症状がありそう"という特徴からみえてくるかぜの臨床的な特徴

　さて，かぜの症状にはどのようなものがあるでしょうか？　自分がかぜをひいたときを思い出してみてください。咳，痰，喉の痛み，鼻水，鼻づまり，くしゃみ，熱，だるさ，目やに，声のかれ，関節や筋肉の痛み，頭痛…。"いろいろあるから何でもあり"としてしまっているようでは，かぜに紛れた重篤な疾患を見極められず，かぜ薬を欲しがる患者さんに薬を販

表1　かぜを引き起こすウイルスごとの各症状の頻度（%）

ウイルス	咽頭痛	咳	鼻汁	鼻閉	熱	倦怠感	結膜炎
アデノウイルス	95	80	70	—	70	60	15
コクサッキーウイルス	65	60	75	—	35	30	30
RSウイルス	90	65	80	95	20	65	—
エコーウイルス	60	50	99	90	10	45	—
ライノウイルス	55	45	90	90	15	40	10
コロナウイルス	55	50	90	90	15	40	10
パラインフルエンザウイルス	75	50	65	65	30	70	5
すべてのウイルス	70	80	95	95	—	—	60

（Turner RB：Ann Allergy Asthma Immunol, 78：531-539；quiz 539-540, 1997 より）

売するだけになってしまいます。しかし，かぜ（ウイルス性上気道感染症）にはいろいろな症状があるという，その感覚はあながち間違いではありません。実はこの，"いろいろある（多症状）"というのがいわゆるかぜ（ウイルス感染症）の特徴です。かぜを引き起こすウイルスは**表1**[1)]に示すように，これほど多彩な症状を呈するのです。

　これに対して，かぜとの鑑別で最も重要な細菌感染症では，「原則として単一の臓器に1種類の菌の感染」という法則があります。複数臓器へ同時に細菌感染が起こることは，特殊な場合以外はありません。つまり，鼻水がだらだら流れる咽頭痛のある肺炎（細菌感染）というのはおかしいのです。かぜの患者さんをみるうえで最も重要なこの「細菌感染vsウイルス感染」の違いを，これからも意識して考えていくことが受診勧奨の判断にも重要となります➡ⓑ。この丁寧なアプローチにより，抗菌薬適応疾患を的確に区別でき，適切な医療機関受診のタイミングを説明することができるようになります[2)]。

ⓐ 気管支は解剖学的には下気道ですが，気管支炎のほとんどはウイルス感染なので，気管支も臨床的に上気道の1つと考えるとよいです。

ⓑ 細菌は，栄養と水がある環境のもとでは自ら増殖できるのに対し，ウイルスは単独では増殖できないという違いがあります。また大きさでいうと，ウイルスは細菌よりはるかに小さなサイズです。ウイルスには抗菌薬（抗生物質）が効きませんが，一般の人ではこれを知らない人もいますので，丁寧に説明しましょう。かぜの原因となるウイルスについてはp.84（Q4）を参照してください。

1 典型的かぜ型　かぜだと思うんです

> **ここがPOINT!**
> ウイルス感染との違いを明確に！
> 細菌感染は原則として単一の臓器に感染
>
> 多領域に及ぶ感染の症状は**ウイルス感染**の特徴
>
> **細菌感染**は原則として単一の臓器に感染

かぜかどうか，どのように判断するか？
3つの症状に注目する！

　では，かぜをどのように薬局店頭で判断すればよいでしょうか？　繰り返しますが，ウイルス感染症の特徴であるこの多彩な症状を多彩（＝何でもあり）としてしまうと訳がわからなくなってしまい，かぜではない疾患を見逃してしまいます。そこで，かぜを考える際には次に示す3つの症状，すなわち①鼻汁，②咽頭痛，③咳の3症状があるかをチェックしましょう（これを"3症状チェック"とよびます）。そして，「鼻汁がある＝鼻・副鼻腔の感染」，「咽頭痛がある＝咽喉頭の感染」，「咳がある＝気管・気管支（肺）の感染」と考えるとよいでしょう。この3領域は一見連続した臓器のように見えますが，解剖学的・感染症学的には別々の臓器なのです（図1）。

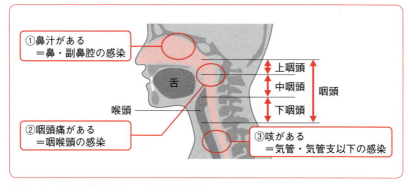

図1　ウイルス感染症の3つの症状と部位

では，典型的かぜ型とは？

では典型的かぜ型とは，この3症状がどのようにある場合でしょうか。それを次のように定義します。

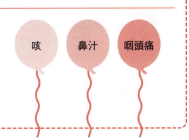

ここがPOINT!

典型的かぜ型の定義

咳，鼻汁，咽頭痛の3症状が，「急性に」，「同時に」，「同程度」存在すれば，それを「典型的かぜ型」とする ➡ "3症状チェック"

この場合は自信をもって「かぜですね」と言ってよく，そこにレッドフラグサインとなる疾患はほとんどありません。

"3症状チェック"をする際のコツ

- かぜ（ウイルス性上気道感染症）による咽頭痛は原則「嚥下時痛」です。喉が痛いという訴えであっても，「食べ物やつばを飲み込むと痛いですか？」という質問に「いいえ，違います」と答える場合は咽頭痛に入れてはいけません。
- 嚥下時痛ではなく，「咳をしたときに喉が痛い」場合には「咽頭痛がある＝咽喉頭の感染」としないほうが安全です。それは咳が強いだけ（むしろ気管・気管支以下の問題）と考えましょう。
- 鼻汁について患者さんは，「鼻水が垂れてしようがない」と訴えないことも多いです。鼻汁の訴えがなくても，「痰が出ます」という人では，それは痰（気管・気管支以下から）ではなく後鼻漏による鼻汁が喉に落ち込んだものであることが多いのです（診察上，咽頭後壁に鼻汁が付着している場合も多い）。痰という訴えがある場合には「飲み込みたくなる感じの痰ですか？」とか「喉に引っかかってしようがない感じですか？」と聞きましょう。その場合は痰ではなく「後鼻漏による鼻汁」と考えましょう。

1 典型的かぜ型　かぜだと思うんです

- 3症状が同時に出るというのは，3症状がある瞬間から同時に出るという意味ではなく，約24時間くらいの経過でそろうという意味です。

冒頭の患者さんにはこんな対応を！

 薬剤師は患者さんからさらに話を聞き取り，レッドフラッグサインがないかどうか確認します。

薬剤師：喉はつばを飲み込むと痛いですか？
患　者：はい。
薬剤師：❶咳，鼻水，喉の痛み，どれが一番つらいですか？
患　者：う～ん，どれも同じくらいつらいですね。
薬剤師：そうですか。咳，鼻水，喉の痛み，この3つが同じくらいありますので❷現時点ではかぜということでよさそうですね。
患　者：どういうときに病院に行ったらいいでしょうか？
薬剤師：❸現時点ではかぜということでよさそうですが，今後38℃の熱が出るとか，呼吸が苦しいとかいった症状が出るようであれば病院を受診してください。その場合は，かぜをこじらせて肺炎になっているかもしれませんので。また，タバコはこの期間だけでもやめたほうがいいですよ。熱が下がっても咳はしばらく続くと思いますが，❹タバコを吸い続けていると咳を止めるのは難しいですから。
患　者：そうですよね…。
薬剤師：あと，かぜ薬は❺絶対に飲まないといけないわ

❶ 3症状チェックをしましょう。

❷ "現時点では"という言い方がよいでしょう。また「かぜだ！」と断定的な言い方はしないほうがよいでしょう。

❸ 典型的かぜ型と判断した場合でも，その後の経過や，病院受診のタイミングについて，具体的に説明しましょう。

❹ かぜへの対応をきっかけに禁煙指導をしてあげてください。

❺ 典型的かぜ型の場合，しっかり休養を取るのが一番です。

けではありません。あくまでも対症療法ですので症状がゼロになるまで飲まないといけないとかはありません。良くなったらやめていただいても結構です。水分と栄養をとってしっかり休養を取るのが一番ですよ。薬を飲んだからこじらせにくくなるということはありません。

患　者：そうなんですね。ありがとうございます。

OTC選びのポイント

　咳・鼻・喉の3症状が急性に同時に同程度ある場合の薬の選び方について考えてみます。どの症状も均等にあるということで考えてください。ただし，すべての症状に薬が必要か？　となると，答えはNoであることは忘れないでください。自分が医師としてよくやるのは，3症状が同程度と患者さんが言っても，「そのなかでも特にどれがおつらいですか？」と聞き，上位2症状くらいにメインで対応する薬を選ぶというやり方です[3]。かぜに関しては，十分な効果があるという薬は正直なところありませんが，一般的には以下の薬剤はデータがあるほうとされています。

> 咳：デキストロメトルファン，リン酸コデイン。漢方では麦門冬湯。
> 鼻：特にないが，第一世代の抗ヒスタミン薬は眠気などの副作用が強い。漢方では小青竜湯。
> 喉：アセトアミノフェン，イブプロフェン，ナプロキセン（OTC薬ではなし）。漢方では桔梗湯。
> その他の薬（エフェドリン，トラネキサム酸，ビタミンなど）では十分な効果は示されていない。

　OTC薬では「安価・安全・飲みやすさ」という指標も重要となりますので，患者さんにあわせたものを選んでください。医師である自分が，販売されている総合感冒薬から選ぶとすれば，以下の商品です。

1 典型的かぜ型　かぜだと思うんです

> **選択例**
> ① ベンザ®ブロック®S
> →鎮咳薬，抗ヒスタミン薬，解熱鎮痛薬の3種類がどれもそれなりの量で入っています。
> ② カコナール®
> →漢方単剤でよいという患者さんに。葛根湯がかぜに対して効果を発揮するのは初期のみです（2日程度）。
> ③ エスタックイブ®
> →3症状の薬に加えて，ビタミンCが入っています。ビタミンCのかぜに対するデータはいまだに不十分ですが，ビタミン類のなかでは効果に関する議論があるほうといえます。

アセトアミノフェンが入っていても450mg/日程度のものは期待できる効果は少ないかもしれません。リン酸コデインが入っている場合は，便秘の副作用に関して説明しましょう。抗ヒスタミン薬も眠気だけではなく，男性では尿閉を引き起こす可能性があることを説明しましょう。特に高齢男性が市販の感冒薬を服用して尿閉で救急外来を受診されるのによく出会います。新ルル®Aゴールドには抗ヒスタミン薬に加えて抗コリン薬も入っており，注意が必要かもしれません。

　かぜに関しては，総合感冒薬にとらわれずに，薬局でしかできないこともいくつかあります。例えば，ヴイックス ヴェポラップ®は子どものかぜ症状に効果があることが示されていますが[4]，これは病院では処方できません。また，亜鉛がかぜに効果がある可能性が近年注目されていますが➡ⓒ，病院では処方しにくく，ポラプレジンク（プロマック®）で代用可能ですが，あまり現実的な処方ではありません。薬局ならこれをサプリメントとして販売できます。また，ほかの家族にうつさないためにもマスクの着用や手指衛生を指導し，それらに関連するグッズを販売していただけるとうれしく思います。

ⓒ かぜに対する亜鉛やビタミンの効果に関してはp.93（Q19）を参照してください。

典型的かぜ型のレッドフラッグサイン

☑ "3症状チェック"で3症状が急性に同時に同程度あればレッドフラッグサインはなし

▶引用文献

1) Turner RB：Epidemiology, pathogenesis, and treatment of the common cold. Ann Allergy Asthma Immunol, 78：531-539；quiz 539-540, 1997
2) Sakai M, et al；Great Cold Investigators-I.：Cost-effectiveness of gargling for the prevention of upper respiratory tract infections. BMC Health Serv Res, 8：258, 2008
3) 岸田直樹：誰も教えてくれなかった「風邪」の診かた．医学書院，2012
4) Paul IM, et al：Vapor rub, petrolatum, and no treatment for children with nocturnal cough and cold symptoms. Pediatrics, 126：1092-1099, 2010

Step 1　かぜ様症状を見極める

②鼻水が出て仕方がありません
鼻症状メイン型

前項のおさらいと本項のねらい

　前項では典型的なかぜとは何か？について確認しました。かぜ（ウイルス性の上気道感染症）は多彩な症状を呈するのですが，注目すべき症状は咳症状・鼻症状・喉症状の3つとし，この3症状が急性に同時に同程度存在すれば，それはかぜと言ってよいことを確認しました（これを"3症状チェック"とよぶ）。どれか1つしかない場合にはかぜ以外の可能性もあり，受診勧奨すべき疾患群がそれなりに存在するのですが，3つが，急性に同時に同程度存在すれば，そこにレッドフラッグサインとなる重篤な疾患が紛れる可能性は極めて低いでしょう。

　さて，本項ではその3症状のなかでも特に鼻症状が強い場合について考えてみましょう。つまり，症状の程度として「鼻症状＞喉症状，咳症状」となる場合です。鼻症状メイン型に紛れ込む重篤な疾患は意外に少ないのですが，受診勧奨するべきタイミングはありますので，そこも確認できればと思います。

 薬局に30代後半の多忙な女性会社員が「鼻水が出て仕事にならないので薬が欲しい」と言ってやってきました。

患　者：鼻水の薬が欲しいんです。もう仕事にならなくって。

薬剤師：それはおつらいですね。いつからですか？

患　者：❶3日くらい前からです。

薬剤師：そうですか，鼻水以外の症状はありませんか？ ❷咳や喉の痛み，あと熱とか。

❶この情報をどう評価すればいいでしょうか？

❷"3症状チェック"をしっかりしましょう。

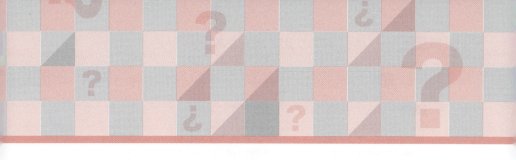

患　者：ちょっと微熱と咳がありますが，喉は痛くはありません。もう仕事中鼻かんでばっかりで，❸柔らかいティッシュじゃないと鼻が痛いです。

薬剤師：そうですか。鼻水の色は黄色いですか？

患　者：はい。昨日は大事なプレゼン中に鼻水がすごくて，契約する予定の会社の方に怒られました。❹だんだん黄色くなってきています。

薬剤師：それは大変でしたね。特に持病やお薬のアレルギーはありませんか？

患　者：ありません。

薬剤師：お酒やタバコはどのくらいたしなまれますか？

患　者：お酒は毎日350mLのビールを1本飲みます。タバコは吸いません。

❸ 鼻汁の症状が相当強いことがわかりますね。咽頭痛はないので，典型的かぜ型ではなさそうです。

❹ 鼻汁が黄色いことと，"だんだん"という経過にはどんな意味があるのでしょうか？

➡ さて，この患者さんにあなたはどのように対応しますか？

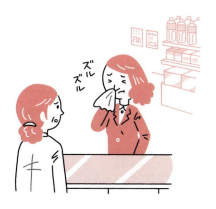

2 鼻症状メイン型　鼻水が出て仕方がありません

解説

3症状のなかで鼻症状が一番強い場合はどのように考える？

　3症状のなかでも，特に鼻症状を強く訴えて来局する患者さんについて考えてみましょう。すなわち，「鼻汁＞咽頭痛，咳」となる場合です。鼻症状とは，くしゃみ・鼻汁・鼻づまりのどれかが主症状で，熱はあってもなくてもよいと考えてください。熱があればより感染症を示唆しますが，熱がないからといって感染症が否定的となるわけではないことが重要です。実は，この鼻症状メイン型で見逃して大きな問題となる疾患はあまりありません。つまり3症状のなかでも，特に鼻水があると言われると，咽頭痛や咳が強い場合とは違い重篤な疾患が紛れている可能性は高くはありません。感染症としてはかぜ，すなわちウイルス性副鼻腔炎 ➡ ⓐ がほとんどです。また非感染症としての一番の鑑別はアレルギー性・季節性鼻炎くらいでしょう。急性の経過の場合には究極的にはこの両者を明確に区別することはできないですが，初期対応は大きくは変わりません。

　薬局で重要なのは，かぜ診療での一番の悩みである「細菌性vsウイルス性」の判断，つまりこのカテゴリーでは「細菌性副鼻腔炎として治療が必要な患者さんとは？」の判断，それに尽きます。その場合は受診勧奨をする必要があります。細菌性だったらどうしようと思うかもしれませんが，実際のところ感冒後の副鼻腔炎では，ライノウイルスやパラインフルエンザウイルスなどのウイルス性がほとんどで，細菌性は0.5～2.0％といわれ[1]，抗菌薬はほぼ不要とされていますので，そんなに過度の心配は要りません。このような受診勧奨すべき疾患はありますが，鼻症状メイン型のほとんどに対しては，医療機関でも出すような良いOTC薬が出始めていますし，その原因が花粉症などのアレルギー性であれば花粉症対策グッズなど，薬局のほうが品ぞろえは充実しており，患者満足度も高まるカテゴリーでしょう。

ⓐ 副鼻腔炎は，ウイルスや細菌によって鼻づまり，鼻水，後鼻漏（喉に流れてくる鼻水），咳などの呼吸器症状や頭痛・歯痛などを引き起こす感染症です。急性と慢性に分かれ，慢性は蓄膿症ともよばれます。

膿性鼻汁は細菌性？ 受診させるべき？

　細菌性かどうかの判断によく膿性の鼻汁・痰（黄色～緑色のドロッとした状態）の存在があげられます。確かに細菌性を示唆する1つの所見とされます。しかし，それのみで細菌性と飛びついてはいけないというのが重要なポイントです。というのも，膿性とは炎症細胞の集塊であることは間違いないですが，細菌だけでなくウイルスも炎症を起こし，膿性鼻汁となります。

―――――― ここが**POINT**❗ ――――――

粘膜上皮細胞が傷害を受ける → 炎症細胞が浸潤

膿性鼻汁・膿性痰

傷害を与えるものは細菌の可能性もあるが，
ウイルスや化学物質の可能性もある

細菌

ウイルスや
化学物質

　実際，皆さんが鼻かぜをひいたときを思い出してみてください。最初は知らないうちに垂れてくるほどのさらさらな水様鼻汁に悩まされますが，良くなるにつれて粘稠性が増し，黄色調となっていくことが多いと思います。そうなのです。黄色くなっていくのは"良くなる過程"でもあるのです。患者さんによっては「鼻水が粘っこくなって黄色くなってきたから良くなってきていると思うけど，一応受診してみた」と言ってくれます。膿性鼻汁は細菌性ではないと言っているのではありません。膿性鼻汁のみで，ほかが悪くなっていなければ細菌性と判断して抗菌薬処方とする，つまり受診勧奨させるには十分な所見ではないということが重要なポイントです。

鼻炎症状の鑑別疾患は何がある？

　鼻症状メイン型の患者さんで考えなくてはいけないことにはどのようなことがあるでしょうか？　ほとんどの場合はかぜなのですが，薬局薬剤師さんを鼻症状の患者さんに対応するスペシャリストの1人と考えると，もう少し知っておくことが重要だと思います。

② 鼻症状メイン型　鼻水が出て仕方がありません

【鼻症状の患者さんでかぜ（ウイルス性上気道感染症）以外に考えること】
① アレルギー性・季節性鼻炎
② 副鼻腔炎（ウイルス性，細菌性）
③ 妊娠：妊娠後半6週くらいから出産後2週以内に消失
　　　　症状としては鼻閉が多い
④ 職業性
⑤ 薬剤性
⑥ 腫瘍
⑦ 全身性：甲状腺機能低下症，ウェゲナー肉芽腫，サルコイドーシスなど

　ほとんどは①か②ですが，薬剤性というケースもあるので，経過が長い患者さんでは薬剤の確認をお願いします。降圧薬ではαブロッカーが頻度的に多いとされますが，ほかの降圧薬としてACE阻害薬，βブロッカー，カルシウム拮抗薬なども引き起こすとされます。また，シルデナフィル，抗うつ薬，ベンゾジアゼピン系薬剤，抗痙攣薬（クロルプロマジン，ガバペンチン），エストロゲン，プロゲステロン製剤なども引き起こすとされます。局所の炎症惹起，神経系への作用などによるとされます。Polypharmacyとなっていて絶対に必要な薬とは言えない場合は中止を提案してもよいでしょう。一般的に高齢者はかぜ（ウイルス感染症）やアレルギー疾患にはなりにくいのですが，慢性的に鼻水を訴えている人がいます。もしかしたら前述の薬剤のせいかもしれません。抗ヒスタミン薬を慢性的に服用して尿の出具合に影響を与えるくらいなら，降圧薬にはいくつかの選択肢があるので，変更してもよいと考えます。

　非感染性として最も多いアレルギー性・季節性鼻炎であれば，朝方にくしゃみや鼻水がある（日中は大丈夫なことが多い）とか，明らかな季節性の経過（地域の花粉の飛散状況を確認し教えてあげてください），視診で鼻粘膜が蒼白に見える，といった病歴・身体所見があればより疑います。重症度判断で重症以上は，OTC薬での抗ヒスタミン薬の限界もあるので，改善しなければ受診勧奨してもよいでしょう（表1）。

　ウイルス性副鼻腔炎（鼻かぜ）であれば，急性の経過での鼻症状に加えて発熱や咳，咽頭痛といった多症状があるとか，シックコンタクト（かぜの人との接触）がある場合そうかなと考えればよいのです。

表1　アレルギー性鼻炎の重症度判断

種類/程度	最重症	重症	中等症	軽症	無症状
くしゃみ発作 (1日の平均発作回数)	21回以上	20〜11回以上	10〜6回以上	5〜1回以上	0回
鼻汁 (1日の平均の鼻をかむ回数)	21回以上	20〜11回以上	10〜6回以上	5〜1回以上	0回
鼻閉	1日中完全につまっている	鼻閉が非常に強く，口呼吸が1日のうち，かなりの時間あり	鼻閉が強く，口呼吸が1日のうち，ときどきあり	口呼吸はまったくないが鼻閉あり	軽症未満
日常生活の支障度 (仕事・家事・睡眠・外出への支障)	まったくできない	手につかないほど苦しい	重症と軽症の間	あまり差し支えない	軽症未満

〔鼻アレルギー診療ガイドライン作成委員会・編：鼻アレルギー診療ガイドライン――通年性鼻炎と花粉症――2013年度版(改訂第7版)．ライフ・サイエンス，2013より〕

Step 1　かぜ様症状を見極める　鼻症状メイン型

【アレルギー性鼻炎の特徴】

- 視診で鼻粘膜が蒼白(感染だと赤い)
- 朝方や床につくとくしゃみ・鼻水，日中は大丈夫なことが多い
- 目のかゆみもある
- 季節性はあったらより疑う(花粉症)
- アレルギー素因(既往歴，家族歴)

【鼻炎型感冒の特徴】

- 発熱，咳，咽頭痛の有無(3症状チェック)
  特に，熱や咽頭痛があれば感染をより疑う
- シックコンタクト
- 急性の病歴

② 鼻症状メイン型　鼻水が出て仕方がありません

抗菌薬投与が必要で受診勧奨すべき細菌性副鼻腔炎かどうかの判断

　では，抗菌薬治療が必要な，受診勧奨すべき細菌性副鼻腔炎かどうかをどのように見極めればよいでしょうか。その判断に検査や身体所見が必要となると薬剤師さんは困りますね。しかし，本Step「かぜ様症状を見極める」のほとんどは，病歴で決着がつくことが多いでしょう。話を聞くのは医師だろうが薬剤師だろうが関係ありません。「薬剤師が身体所見をとってもいいの？」という議論がされているのもよく見かけますが，薬局での判断においてはそこまで密着した身体所見が必要な場面は多くはありません。病歴と"ちょっとした身体所見"で十分と考えましょう。

　ここはひとまず，細菌性副鼻腔炎の特徴とされるものを列挙してみましょう[2]。

【臨床像で鑑別する細菌性副鼻腔炎の特徴】
- 症状が2峰性
- 片側性の頬部の痛み
- うつむいたときに前頭部もしくは頬部の重い感じ
- 上歯痛（＋LR2.5　－LR0.9）
- 病歴上，鼻汁色調の変化（＋LR1.5　－LR0.5）
- 膿性鼻汁の有無（＋LR2.1　－LR0.7）
- 血管収縮薬・抗ヒスタミン薬に反応が悪い（＋LR2.1　－LR0.7）

〔Williams JW Jr, et al：JAMA, 270：1242-1246, 1993をもとに作成〕

　さて，これらを理解するには尤度比や感度，特異度とは何か，それをどのような値のときにどのように解釈したらよいかを知る必要があります。病歴はただとればよいのではなく，その病歴がとれたら（とれなかったら）考えている疾患の可能性がどのくらい高くなるのか？（それとも可能性が低くなるのか？）が当然あるわけで，その指標が尤度比や感度，特異度となります。膿性の鼻汁が出るという人にはつい副鼻腔炎を疑いたくなりますが，陽性尤度比（＋LR）は2.1程度で（一般的に10以上あると有意な陽性所見とされます），それのみでは何ともいえません。感度，特異度の両方が高い所

見があればよいですが，そのような優れた所見はほとんどないのが現状です。

> **感度と特異度は以下の意味をもちます**
> **使い方だけ覚えましょう**
> **〔SnNoutとSpPin（スナウトとスピン）と覚える〕**
>
> - 感度（Sensitivity）とは，ある疾患をもつ人々のなかで，その所見がある人の割合。
>
>   > → **使い方**：「感度（Sensitivity）の高い検査（所見）が陰性（Negative）のときには，その疾患（診断）を除外できる（Rule out）方向で考える」と使う（SnNout）
>
> - 特異度（Specificity）とは，ある疾患をもたない人々のなかで，その所見がない人の割合。
>
>   > → **使い方**：「特異度（Specificity）の高い検査（所見）が陽性（Positive）のときには，その疾患（診断）を確定（Rule in）できる方向で考える」と使う（SpPin）
>
> - 尤度比（Likelihood Ratio；LR）とは，検査前の疾患の確率をどれくらい変化させるかという値。感度と特異度から求めることができる。
> - 陽性尤度比（＋LR）：その検査が陽性のとき，その疾患の可能性をどれくらい高めるかを表す。例えば，＋LR 10であれば疾患の確率を検査前に比べ10倍に高めることができる
> - 陰性尤度比（－LR）：その検査が陰性のとき，その疾患の可能性をどれくらい下げるかを表す。例えば，－LR 0.1であれば疾患の確率を検査前に比べ1/10に下げることができる

一般の人でも判断可能 ── 2峰性の病歴に注意する

細菌性を疑う場合に臨床的に極めて有用な病歴があります。細菌性副鼻腔炎の特徴にある"2峰性の病歴"です。この病歴の感度や特異度はよくわ

2 鼻症状メイン型　鼻水が出て仕方がありません

かってはいないのですが，特に細菌性副鼻腔炎では鼻症状と発熱に関してこのような病歴がとられた場合に，2峰目は細菌性の場合が多いと考えます（成人の場合）。例えば，「最初は咳・鼻汁・37℃程度の微熱を認めて，3日くらいでどれも改善傾向となったが，そのあと数日してから再度鼻汁が悪化し熱が38℃出た」というのが2峰性の病歴の典型で，それがとれた場合は，より細菌性を疑うと考えます[3]。この病歴は，鼻症状メイン型に限らず，ほかの分類でも使える重要な病歴で，いわゆるかぜ（1峰目：ウイルス感染症）をこじらせた（2峰目：細菌感染症）場合がこれに当たるとされます。1峰目は細菌感染ではなくウイルス感染ですが，若干軽快傾向の経過で，再度悪化した場合は受診勧奨すべきタイミングといえるでしょう。ここで大切なことは，この2峰性の病歴は患者さんが自分からは言ってくれないということです。おそらく患者さんは，困っている2峰目の話だけをし，1峰目の話はこっちから聞かないと出てこないと思います。「最初はどうでしたか？」とうまく引き出してください。

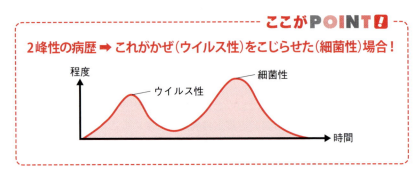

では，具体的に細菌性副鼻腔炎として治療が必要と判断する場合はどのようなときとされているでしょうか？　副鼻腔炎の原因の多くはライノウイルスなどのウイルス性とされ，細菌性のなかでは肺炎球菌：33％，インフルエンザ桿菌：32％，モラキセラ・カタラーリス：9％とされます。細菌性副鼻腔炎として治療が必要な状況は以下とされています[4,5]。

【細菌性副鼻腔炎として治療が必要な状況】
初診の時点で以下の条件を満たす場合
①強い片側性の頬部の痛み・腫脹，発熱がある（症状の持続期間によ

らない）
② 鼻炎症状が5日間以上持続，かつ頬部（特に片側性）の痛み・圧痛と，膿性鼻汁，2峰性の病歴がある

うっ血除去薬や鎮痛薬を5日以上処方して経過をみている場合
① 上顎，顔面の痛みが改善しない
② 発熱が持続する場合

　細菌性の判断はほぼ病歴で決まっていることがわかるでしょう。圧痛なども，こちらがとる身体所見ととらえずに「上顎洞の部位（鼻の横あたり）を自分で押して痛いですか？」とか「下を向いたらほっぺが痛いですか？」と患者さんにやってもらったり聞けばよいでしょう（図1）。一言でいうと，「症状がとても強いか，持続している場合」ということです。ウイルス性の場合は7〜10日程度で改善するため，安易な抗菌薬処方はせず，症状が軽い場合（痛みが軽度で38.0℃以下の発熱）は抗菌薬なしでの経過観察が推奨されています[6]。ちなみに，治療適応の判断にレントゲン・CTでの副鼻腔内の液体貯留という所見はありません。レントゲンは感度が悪く，CTは感度が高いのですが偽陽性も多く特異度は低い検査です。実際，副鼻腔炎において抗菌薬投与の適応判断のための画像検査は推奨されていません[2]。

　このように，細菌性副鼻腔炎であったとしても，ほとんどの場合は抗菌

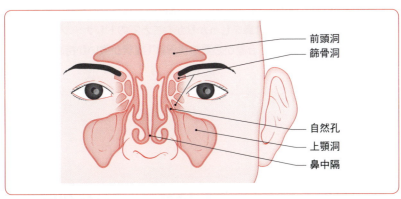

図1　副鼻腔の解剖

② 鼻症状メイン型　鼻水が出て仕方がありません

薬の必要はないといわれています。また，細菌性副鼻腔炎の起因菌は前述どおり肺炎の場合とほぼ同じにもかかわらず，抗菌薬が狭域抗菌薬のアモキシシリンでよいとされ，そうなっていることからも治療の意義を理解することができます。副鼻腔炎に対する治療の目標は菌の全滅ではないというのが重要です。肺は無菌環境のためすべての菌を殺すことが目標となりますが，副鼻腔はもともと無菌環境ではないので菌の全滅が目的ではありません。そのため，菌が薬剤耐性であってアモキシシリンの効きが弱くても治癒することが多いとされます。

また，「解剖学的に体の表面に近い細菌感染では抗菌薬なしでも自然に治ることが多い」という原則もあります。例として細菌性副鼻腔炎以外に，膀胱炎（尿路の浅い場所の感染）や気管支炎（気道の浅い場所の感染），腸炎（腸管内は体の外！）などがあり，これらは抗菌薬がなくても自然寛解することが多いです。つまり，一見抗菌薬投与で改善したようにみえても，その多くは抗菌薬投与のおかげで治癒したのではなく，抗菌薬投与により治りが早くなったという言い方が正しいとされます。逆に，肺炎（気道の奥の感染）や腎盂腎炎（尿路の奥の感染）➡ ❺ などのように，解剖学的に体の奥に起こる細菌感染ではほとんどの場合に抗菌薬を必要とします。

ここがPOINT!

治療が必要な細菌性副鼻腔炎か，それともかぜやウイルス性副鼻腔炎かどうかは，2峰性をはじめとした，薬局でも聴取できる病歴で判断することができる。

- 解剖学的に体の表面に近い細菌感染では抗菌薬なしでも自然に治ることが多い（副鼻腔炎では鼻をしっかりかむことでのドレナージが重要）
- 細菌性副鼻腔炎として治療が必要な状況は「症状が強いか持続している場合」である

---

❺ 腎臓は腎盂と腎実質から構成されます。腎臓は本来無菌ですが，細菌などにより炎症が起こると腎盂炎または腎実質炎となります。両者を総称して腎盂腎炎といいます。

冒頭の患者さんにはこんな対応を！

 薬剤師は患者さんからさらに話を聞き取り，レッドフラッグサインがないかどうか確認します。

薬剤師：もともと花粉症などのアレルギーはありますか？

患　者：特にないんです。やっぱりアレルギーですかね。

薬剤師：特に季節がいつもとかでもなさそうですし，微熱や咳もあるようですので<u>現時点では鼻かぜ</u>ということでよさそうですね。❶

患　者：鼻の薬って眠くなるんですよね。大きな仕事を抱えていて眠くなるのは…。

薬剤師：そうであれば，市販でも眠くなりにくい薬が出せるようになりましたのでそれにしましょう。総合感冒薬だと眠気が強いかもしれませんので。咳は鼻水が喉に垂れこんでくるので出ていることが多いので，鼻の薬だけでも良くなると思います。また，微熱もそれほどつらくなければ無理に薬を飲まなくてもよいですよ。

患　者：そうですよね…。

薬剤師：もし，今後の経過で38℃の熱が出るとか，鼻水が悪化して，片側のほっぺが痛くなったり歯が痛い感じが出てくるようであれば医療機関を受診したほうがよいですよ。その場合は鼻の奥の<u>細菌感染</u>の可能性がありますので。❷

患　者：そうなのですね。ありがとうございます。

---

❶ p.22の「初診の時点で治療が必要な条件」にあてはまらないため，このように判断できます。

❷ 細菌とウイルスの違いを知らない方も多いため，くわしく説明をしてもいいかもしれません。患者さんの信頼も高まるでしょう。

② 鼻症状メイン型　鼻水が出て仕方がありません

OTC選びのポイント

　鼻症状メイン型でも，咳や熱，咽頭痛がどれも困っているようであれば，前項で提示した総合感冒薬から選ぶのがよいでしょう。しかし，抗ヒスタミン薬はその鎮静作用により眠気が強くむしろだるくなったりします。特にOTC薬での対応を希望される働きざかりの会社員には，鎮静作用は厄介な副作用です。OTC薬には第一世代の抗ヒスタミン薬が含まれていることが多いのですが，ジフェンヒドラミンは2003年に睡眠改善薬として市販が認可されているくらいです。また，d-クロルフェニラミンマレイン酸塩2mgは，ウイスキーの水割り3杯分の認知機能障害に相当するともいわれています。交通事故などの原因になる可能性もあり注意が必要です。

　しかし，非鎮静性の抗ヒスタミン薬としてフェキソフェナジン塩酸塩がOTC薬でも購入可能となっています。このアレグラ®FXはヒスタミンH_1受容体占拠率が最も低い抗ヒスタミン薬の1つです。本症例のように，咳や微熱があっても，かぜのすべての症状への薬が必要と考える必要はありません。鼻水があるときの咳は，その多くが後鼻漏に伴うものであり，抗ヒスタミン薬のみでも改善が期待できます。アレルギー性鼻炎が疑われる場合に関しては，薬以外にもマスクやゴーグルなどの販売を検討してもよいでしょう。

選択例

アレグラ®FX　1回1錠　1日2回
→医療用医薬品と同量のフェキソフェナジン塩酸塩配合。14錠で税抜1,314円，28錠で税抜1,886円（エピナスチン塩酸塩を含有するアレジオン®10は6錠で税抜1,219円。価格はいずれも2015年9月時点）。

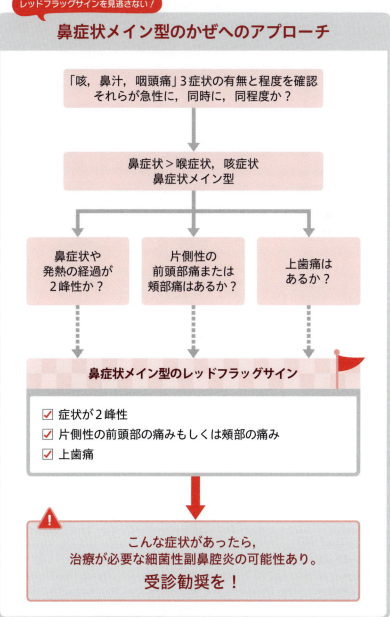

このレッドフラッグサインを用いて，今後の注意事項として受診のタイミングを説明すること。「現時点では緊急のサインはなさそうですが，今後このような症状が出ないか注意してください。出てくるようでしたら医療機関を受診してください」と説明するとよいでしょう。

② 鼻症状メイン型　鼻水が出て仕方がありません

▶引用文献

1) Gwaltney JM Jr：Acute community-acquired sinusitis. Clin Infect Dis, 23：1209-1223；quiz 1224-1225, 1996
2) Williams JW Jr, et al：Does this patient have sinusitis ? Diagnosing acute sinusitis by history and physical examination. JAMA, 270：1242-1246, 1993
3) Rosenfeld RM, et al：Clinical practice guideline：adult sinusitis. Otolaryngol Head Neck Surg, 137：S1-S31, 2007
4) Thomas M, et al：EPOS Primary Care Guidelines：European Position Paper on the Primary Care Diagnosis and Management of Rhinosinusitis and Nasal Polyps 2007-a summary. Prim Care Respir J, 17：79-89, 2008
5) Rosenfeld RM, et al：Clinical practice guideline：adult sinusitis. Otolaryngol Head Neck Surg, 137：S1-S31, 2007
6) 岸田直樹：誰も教えてくれなかった「風邪」の診かた．医学書院, 2012

Memo

Step 1　かぜ様症状を見極める

③ 喉が痛くてつらいです
喉症状メイン型

前項のおさらいと本項のねらい

　前項では鼻症状メイン型について確認しました。鼻症状メイン型では，見逃して重篤な状況になるような疾患はほとんどありませんので，薬局で対応していただけるとうれしい症状の1つです。頻度は多くはありませんが，そのなかでも医療機関受診のタイミングとして重要な細菌性副鼻腔炎かどうかを判断するコツも確認しました。しかし，その判断もほとんどが病歴で解決し，特別な身体所見や検査などはそれほど必要ないことがわかったと思います。また，アレグラ®FXとしてフェキソフェナジン塩酸塩が医療機関と同じ量の1錠60mgで販売されています。

　さて，本項では3症状チェックのなかでも特に喉の症状が強い場合について考えてみましょう。つまり，症状の程度として「喉症状＞鼻症状，咳症状」となる場合です。喉症状とは喉の痛みだけではなく，喉のイガイガ感という程度も含むと考えてください。喉症状となると，鼻症状メイン型と違い「かぜですね」では済まされない重篤な疾患群や抗菌薬適応疾患が紛れ込む可能性があり注意が必要です。

 薬局に40代前半の男性が「喉が痛くてご飯も食べられないから薬が欲しい」と言ってやってきました。

患　者：喉が痛くって…。かなり不快なんで薬もらえますか？

薬剤師：それはおつらいですね。いつからですか？

患　者：❶昨日の朝くらいからです。

薬剤師：そうですか，❷喉以外の症状はありませんか？

❶この情報をどう評価したらよいでしょうか？
❷必ず3症状チェックをしましょう。

　　　　　咳とか鼻水とか。

患　者：微熱と咳がありますが，鼻水はそんなにはありません。喉が痛いと何にも集中できなくって。

薬剤師：そうですか。鼻水はまったくないわけではないのですね。

患　者：はい。❸ありますがちょっとです。このままだとご飯も食べられない感じです。

薬剤師：そうですか。熱は何℃くらいですか？

患　者：昨夜は37.6℃ありました。今朝は36.8℃でしたが，❹熱っぽくてだるいです。

薬剤師：それはおつらいですね。❺特に持病があるとか，お薬のアレルギーはありませんか？

患　者：ピリン系の薬がダメと言われています。

薬剤師：お酒やタバコはどのくらいたしなまれますか？

患　者：お酒は毎日350mLのビールを1本飲みます。タバコも1箱くらい毎日吸います。

❸喉の痛みに加え，鼻汁も少しあることを頭に入れておきましょう。

❹38℃以上の高熱はなさそうです。

❺定型的な質問ですがしっかり聞きましょう。

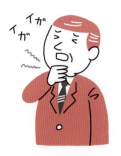

➡ さて，この患者さんにあなたはどのように対応しますか？

③ 喉症状メイン型　喉が痛くてつらいです

解説

3症状のうち喉症状が一番強い場合はどのように考える？

　3症状のなかでも，特に喉症状を強く訴えて来局する患者さんについて考えてみましょう．つまり，「咽頭痛＞鼻汁，咳」となる場合です．ここでまず大切なことは，「喉が痛い≠咽頭痛」ということです．医学知識があると，喉が痛いという主訴をすぐに咽頭痛という用語にしてしまいがちですが，そのようにしてしまうと，実は重篤な疾患であるにもかかわらず「かぜ」と言うようになってしまいます．喉が痛いというときには次の2つの意味があります．

【嚥下時痛かどうかを確認する】

①飲み込むときに痛い：
　これは咽頭痛→つばを飲み込むと痛いので入り口や中が痛い
②飲み込むときは痛くない：
　これは咽頭痛ではない→首のあたりが痛いのを喉の痛みと言っている．
　嚥下時に痛みが出ないことが多い（つばを飲み込んでも中は痛くない）

---

　①であれば咽喉頭に何らかの問題（特に感染に伴う炎症）があるのでしょう．しかし②であれば咽喉頭以外の頸部臓器（例えばリンパ節や唾液腺，甲状腺，血管など）もしくは頸部以外の臓器までも考える必要があります．①であれば当然かぜ（ウイルス性の上気道感染症）の頻度が多いですが，②はまったくかぜではありません．②では，例えば心筋梗塞に伴う狭心痛が，喉に放散している痛みの可能性も含まれます．心筋梗塞の訴えとしては胸痛が有名ですが，非典型的な症例が多いことでも知られており，その場合は左肩が痛いとか首や顎のあたりが痛い，歯が痛いなどと言ってこられる場合があります．よって「痛いと言っているのに，そこを触っても痛くない場合」などは注意しましょう．別の臓器からの放散痛の可能性があります．よって，喉が痛いと患者さんが言ってくる場合には，本Step ①(p.9)で提示した"3症状チェック"の症状として鼻汁や咳，そして熱の有無を聞くだ

けではなく，それが本当に嚥下時痛（つばを飲み込んで痛い）かどうかを聞いてください．もし嚥下時痛でなければ，素直に「それはかぜというのはおかしいですね．かぜで喉が痛い場合は，つばを飲み込むと痛いはずです」と言ってください．明確な外傷歴などがなければ安易に鎮痛薬は販売せずに，医療機関受診を勧めるとよいでしょう．

「喉が痛い」で細菌性咽頭炎を疑うべきタイミングとは？

　喉が痛いという場合，そのほとんどはウイルス性咽頭炎で，いわゆるかぜ（急性上気道感染症）の1つのタイプなのですが，抗菌薬に治療適応のある細菌性咽頭炎であるA群溶連菌性咽頭炎 ➡ ⓐ の場合は医療機関受診を促す必要があります．成人の場合，急性咽頭炎でも細菌性咽頭炎は10％未満とされ頻度は低いですが，適切に受診勧奨したいところです．では，その判断はどのように行えばよいでしょうか？　わかりやすいツールがありますのでご紹介します．

【Centorの診断基準】

①38℃以上の発熱（1点）
②圧痛を伴う前頸部リンパ節腫脹（1点）
③白苔を伴う扁桃の発赤（1点）
④咳嗽なし（1点）

McIsaac modification：年齢を考慮した場合
⑤年齢：15歳未満（1点）　45歳超（－1点）

スコアリングに基づいた医療現場での対応方法
- 4点以上ならば溶連菌の可能性が高い（抗菌薬治療開始）
- 1点以下ならば溶連菌の可能性は低い（抗菌薬治療なし）
- 2 or 3点ならば溶連菌迅速検査をして（＋）ならば抗菌薬治療，（－）なら抗菌薬治療なし

　多くの医師はこのCentorの診断基準を利用して抗菌薬治療の判断をして

3 喉症状メイン型　喉が痛くてつらいです

います[1]。溶連菌迅速検査は薬局ではできませんが，このスコアリングは薬局でもそれなりに利用可能だと思います。①38℃以上の発熱の有無，④咳の有無，⑤年齢は病歴で聴取可能です。②の圧痛を伴う前頸部リンパ節腫脹は触らないとわからない身体所見です。薬剤師さんが患者さんの首を触らなくても，患者さんに自分で図1に示す首のあたりを触ってもらって痛むところがあるか聞くだけでもかなりの情報がわかります。前頸部リンパ節とは，簡単に言えば胸鎖乳突筋よりも前，顎よりも下，鎖骨より上にあるリンパ節のことですので，その部分を触っていただき，痛いところがあるか聞くとよいでしょう。

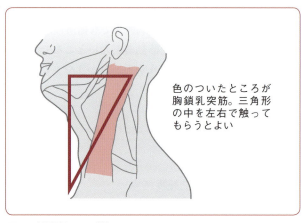

図1　前頸部リンパ節

本人が痛いと言っても，それがリンパ節かどうかわからないではないかと思われる方もいるでしょう。しかし，このスコアリングのジレンマとしてよく言われることに，前頸部リンパ節所見を頑張ってとっても明瞭に触れることは少なく，圧痛として認められる程度の場合が多いということがあります。よって実際の診察でも，明確にリンパ節が触れなくても頸部を触って再現性のある形で痛いという場合は（＋）としてもよいとされます。また，

---

[a] A群溶連菌（化膿レンサ球菌）は急性咽頭炎や皮膚・軟部組織感染症などの原因菌としてよくあがります。A群溶連菌性咽頭炎はいずれの年齢でも起こりますが，特に学童期の小児に多いのが特徴です。患者との接触により伝播するため，家庭や学校など集団感染も多くみられます。なお，溶連菌とは溶血性レンサ球菌の略です。

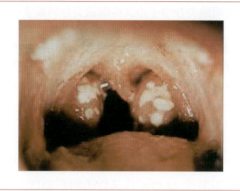

図2 溶連菌による白苔

 嚥下時痛にもなりうるのに咽喉頭病変ではなく，首を触っても痛い熱性疾患として亜急性甲状腺炎があります。それを薬局で見極めることは極めて困難ではありますが，亜急性甲状腺炎が重篤化することはほとんどありません。可能性の1つとして説明し，鎮痛薬で数日でまったく改善しない場合には医療機関を受診していただくように説明するとよいでしょう。

 ③の白苔を伴う扁桃の発赤も身体所見になります（図2）。舌圧子も薬局にはないかもしれません。しかし，舌圧子がなくても，患者さんに「あー」と声を出してもらい，ペンライトを使えばそれなりに喉を見ることができ，白苔があるかどうかくらいはすぐにわかります（声を出してもらうのがポイントです）。また，「喉に白いものがついていませんでしたか？」と聞くと答えてくれることがあります。

 Centorの診断基準はとても有名ですが，3～4点の患者すべてに抗菌薬治療をしても，少なくとも50％で本来不必要な治療とされます。一方，Centorの診断基準による判断のみでは10～20％の患者で見逃しがあるという事実も知っておく必要があるでしょう。しかし，大人でこの程度の患者が治療されなくても害は皆無と考えられています。たとえMcIsaac modificationを含めたとしても，4点以上ですら実際に溶連菌性咽頭炎の割合は51％とされます[1]。ですから，少なくともこの基準を満たさないのに抗菌薬を処方する必要はあまりなさそうです。改善しないときの受診のタイミング（後述）をしっかりと説明し，まずは薬局でOTC薬で対応していただくというのがよいと思います。

③ 喉症状メイン型　喉が痛くてつらいです

A群溶連菌性咽頭炎かウイルス性咽頭炎か判断するその他のコツ

　Centorの診断基準は点数化されたとてもわかりやすい基準なのですが，それ以外にA群溶連菌性咽頭炎かウイルス性咽頭炎かを判断するコツはないのでしょうか？　明確なエビデンスは認めませんが，以下の点も参考にはなると考えます。皆さんが普段，喉が痛いかぜをひいたときを思い出してみてください。

---- ここが POINT！ ----

細菌性 or ウイルス性の判断のコツ

1. 「鼻汁がない」というのもCentorの診断基準の1点という気持ちでよい
→これは，本Stepの①（p.8）で提示した「細菌感染は多領域に症状を出さないので鼻汁も出にくい。逆にウイルス感染は多領域の症状を出しやすい」という法則からも理解できるでしょう。

2. ウイルス性に比べて細菌性はかなり強い咽頭痛（嚥下時痛）のことが多い。具体的には，嚥下時の強い痛みで「食事で改善しない」という場合は細菌性を疑う
→ウイルス性のときは，咳嗽時に増強する咽頭～喉頭部の痛みや，起床時に強い咽頭痛，食事後に軽快する咽頭痛のことが多いといわれます。食事をとり始めると，最初は痛いのですが，いつの間にか痛みが気にならなくなっているということは皆さんにも経験があるのではないでしょうか？

嚥下時痛で医療機関を受診させるべきタイミング（レッドフラッグサイン）とは？

　では，嚥下時痛でどのようなときに医療機関を受診させるようにしたらよいでしょうか？　それを考える前に，「薬局で対応してもよいものは何か？」と考えると，前述の理由からCentorの基準が1点である場合はよい

でしょう。個人的には2点でも，特に鼻汁があるようであれば多領域の症状ということでウイルス性咽頭炎の可能性が高いことから，「改善しない場合は医療機関を受診してくださいね」という一言を添えたうえで薬局で対応してもよいと感じます。喉の痛みで医療機関の受診を勧めるタイミングは以下の場合と考えます。

嚥下時痛のレッドフラッグサイン

- ☑ Centorの基準で3点以上（特に白苔がある場合）
- ☑ ご飯が食べられないほど喉が痛い（食事で改善しない）
- ☑ 開口障害がある
- ☑ 呼吸苦がある

　1～2つ目はこれまでの説明から理解可能と思います。より細菌性が疑われますね。白苔がある場合は細菌の可能性だけではなく，ウイルス性としても長引くウイルス（アデノウイルスやEBウイルスなど）の可能性がありますので，医療機関を受診し検査の必要性を判断してもらったほうがよいでしょう。3つ目は知っておくべき重要な病歴です。「口が開けにくいといったことはありますか？」と聞いてください。もしこの開口障害の病歴がある場合は，細菌性咽頭炎の重篤な合併症である扁桃周囲膿瘍の存在が疑われます➡ⓑ。より深部の感染症で気道閉塞のリスクもありますので，その日のうちに医療機関を受診するように伝えてください。また，4つ目も気道閉塞を伴うような咽喉頭病変を示唆します。特に知っておくべき重篤な疾患としては，急性喉頭蓋炎があります。典型的には「嗄声，喘鳴，呼吸困難を伴い横になれない（苦しいので），sniffing position（花のにおいをかぐような顎を突き出すような姿勢），見た目がとてもシック，つばも飲めずよだれを垂らす」といわれレッドフラッグサインですが，そのようなわかりやすい患者さんは多くありません。呼吸苦を伴うようであれば医療機関を受診

ⓑ 扁桃周囲膿瘍は，口の中にある口蓋扁桃の炎症が広がり膿瘍を形成することで発症し，多くの症例では炎症の広がりによる開口障害（口が開きにくくなる）がみられます。膿瘍が両側で起こることはまれで，通常片側に起こります。また急性喉頭蓋炎は，喉頭蓋（嚥下の瞬間に喉頭の蓋になる部位）が腫れて気道がふさがることで窒息する可能性もある危険な疾患です。発熱，喉の痛み，呼吸困難感を訴えるのが特徴的です。

③ 喉症状メイン型　喉が痛くてつらいです

させるべきと考えます。

> **喉が痛いのに喉に病変がない重篤な疾患を見極め，適切に受診勧奨しよう！**

　急性の経過で喉の症状により来局したにもかかわらず，原因が喉以外の臓器でかつ重篤な疾患があります。「そんな病気で薬局に来るはずないでしょ！」と思われる方もいるかもしれません。確かに，症状が強かったりバイタルサインが悪化したりしている患者さんが薬局に行くとは思えません。しかし，薬局は医療機関よりも気軽に行ける場所のため，より病初期で，しかも症状も強くない患者さんが選択的に行くところだということを忘れないでください。つまり，「見た目軽症，実は重症」な患者さんが薬局に来ているはずです。以下の3つの疾患については，薬剤師さんも成書で確認しておくべきでしょう。

> **【喉の痛みで来局することがある最悪のシナリオ3疾患】**
> 大動脈解離（頸動脈解離），心筋梗塞（狭心症），クモ膜下出血

　繰り返しますが，大動脈解離や心筋梗塞では，見た目が重篤な場合では胸部症状を伴うことも多く薬局には来ないでしょう。しかし，喉の痛みといった軽微な症状の場合には来局する可能性が大きいと心得ておいてください。クモ膜下出血を含め，これら3疾患は重篤な疾患にもかかわらず非典型的な症状や経過を来すことで有名です。では，どのようにしたらよいでしょうか？

ここがPOINT!

受診勧奨のタイミング

症状の程度は関係ない
喉のあたりで突然に何かが起こったと言われたら受診勧奨を！

大動脈解離・クモ膜下出血ともに突然の病歴がとれるかがカギになります。突然の病歴がとれた場合は基本事項として①血管系，②穿孔（穴が開く），③石（胆石など）の可能性があります。頸部で③はほぼありませんが，頸部での突然の病歴がとれた場合には，頭痛がなくてもクモ膜下出血，胸痛がなくても大動脈解離の可能性があります。心筋梗塞の可能性を考える狭心痛に関しては，突然というほど急ではありませんが，顎の痛みや歯が浮く感じと表現されることも多く，喉のあたりが痛いと訴えて薬局に来る可能性もあるので注意したいところです。

　突然の病歴を聞くにはちょっとコツが要ります。「突然に起こったのですか？」とは聞かないことがポイントで，「何をしているときに起こったのですか？」と聞きましょう。「突然ですか？」という質問は答えにくい質問とされます。患者さんは，突然でないのに突然と言ったり，突然なのに突然でないと言ったりすることがあります。ここでいう突然とは，数秒の経過で頂点に達するほどのことを指しています。「何をしているときに起こったのですか？」と聞き，「車に乗ろうとしたとき」，「テレビのスイッチを入れたとき」など明確に答えられる場合は突然と考えましょう。

冒頭の患者さんにはこんな対応を！

 薬剤師は患者さんからさらに話を聞き取り，レッドフラッグサインがないかどうか確認します。

薬剤師：首の前のほうを触ってみて痛いところとかはありますか？

患　者：特にないです。

薬剤師：❶お口が開けにくいとか，呼吸がしにくいとかはないですね？

患　者：はい，そういうことはありません。

薬剤師：喉の感染がありそうですね。喉だけではなく

❶レッドフラッグサインを確認しましょう。

3 喉症状メイン型　喉が痛くてつらいです

咳や鼻水といったほかの症状があって，熱も38℃といった高熱は出ていないということで，❷ばい菌ではなくウイルス性のいわゆるかぜでよさそうですね。

患　者：とりあえず喉が不快です…。

薬剤師：おつらそうですね。もし，今後の経過でお口が開けにくいとか呼吸がしにくいとかいったことがあれば早めに医療機関を受診してください。また，❸薬を飲んでも数日で改善しなくて，鏡で喉を見たら白いものがついているなどの場合は医療機関を受診したほうがいいですね。

患　者：ネギを首に巻くとよいですかね…。

薬剤師：日本では昔からよくいわれていますが，データがないのでわかりません。やっちゃダメとも言えませんのでお任せしますが，ネギの液で首の皮膚が荒れたりしないか注意してくださいね。それより，❹こちらののど飴はどうでしょうか？　味も悪くはないですよ。

患　者：なるほど。ありがとうございます。そののど飴もください。

❷Centorの診断基準のうち，③白苔を伴う扁桃の発赤は確認していませんが，ここまでの情報で少なくとも1点以下であることがわかります。

❸こういう説明が大切です。後々患者さんを救うかもしれません。忘れずに伝えましょう。

❹ぜひ，かぜ症状緩和・伝播防止に関わるグッズについても情報提供してあげましょう。アルコールでの手指消毒薬やマスクなどもお勧めです。

OTC選びのポイント

喉症状メイン型でも，咳や鼻汁，熱など多症状があれば総合感冒薬でよいでしょう。特に咽頭痛が強い場合はアセトアミノフェンでも900mgは入っているものを選択したいところです。NSAIDsをかぜの咽頭痛程度の痛みにどこまで使うべきかは難しいところです。New England Journal of

Medicine誌でもウイルス性咽頭炎にはアセトアミノフェンが推奨されています。NSAIDsではイブプロフェン程度がちょうど良いかもしれません。

> [選択例]

① エスタックイブ®，パブロンエースAX®
　→450mg/日とやや少量ですがイブプロフェン配合。
② ツムラ漢方桔梗湯エキス顆粒
　→おちょこ1杯分のぬるま湯に溶かし，それでうがいしてそのまま飲み込むとより効果があります。

注）この患者さんはピリン系にアレルギーがあるようです。ピリン系の入っていないものを選択しましょう。OTC薬のピリン系成分はイソプロピルアンチピリンです。"アンチ"ピリンという一般名のために，ピリン系でないようにみえるので注意しましょう。

③ 喉症状メイン型　喉が痛くてつらいです

> レッドフラッグサインを見逃さない！

喉症状メイン型のかぜへのアプローチ

「咳，鼻汁，咽頭痛」3症状の有無と程度を確認
それらが急性に，同時に，同程度か？

↓

喉症状 ＞ 咳症状，鼻症状

↓

- Centorの基準で3点以上か？
- 食事できないほど喉が痛い？
- 開口障害や呼吸苦はないか？
- 突然発症の痛みか？

↓

喉症状メイン型のレッドフラッグサイン 🚩

- ☑ Centorの基準で3点以上（特に白苔がある場合）
- ☑ ご飯が食べられないほど喉が痛い
- ☑ 開口障害がある
- ☑ 呼吸苦がある
- ☑ 喉の痛みが嚥下時痛ではない場合
- ☑ 突然発症の喉の痛み

↓ ⚠

- Centorの基準でハイスコアは，A群溶連菌性咽頭炎を！
- 開口障害や呼吸苦は，扁桃周囲膿瘍，急性喉頭蓋炎などの可能性あり，緊急での受診を！
- 突然発症の場合は大動脈解離，心筋梗塞，クモ膜下出血など心血管系のイベントの可能性も。

受診勧奨を！

このレッドフラッグサインを用いて，今後の注意事項として受診のタイミングを説明すること。「現時点では緊急のサインはなさそうですが，今後このような症状が出ないか注意してください。出てくるようでしたら医療機関を受診してください」と説明するとよいでしょう。

Step 1 かぜ様症状を見極める 喉症状メイン型

▶引用文献

1) Ebell MH, et al：The rational clinical examination. Does this patient have strep throat? JAMA, 284：2912-2918, 2000
2) 岸田直樹：誰も教えてくれなかった「風邪」の診かた．医学書院，2012

Step 1　かぜ様症状を見極める

④ 咳が出てつらいです
咳症状メイン型①

前項のおさらいと本項のねらい

　前項では喉症状メイン型について確認しました。喉症状メイン型では見逃して重篤な状況になる疾患群があります。咳や鼻汁など多症状がなく喉症状だけの場合や，開口障害がある場合，突然発症の病歴がある場合には注意してください。しかし，喉が痛いという場合そのほとんどはかぜ（ウイルス性咽頭炎）ですので，薬局で対応していただけるとうれしい症状の1つです。

　さて，本項では3症状チェックのなかでも特に咳の症状が強い場合について考えてみましょう。つまり，症状の程度として「咳症状＞鼻症状，喉症状」となる場合です。痰や熱はあってもなくてもかまいません。咳症状を呈する重篤な疾患はいくつかありますが，そのなかでも最もよくある疾患で受診勧奨すべきものは肺炎となります。今回は通常のかぜの咳に薬を出すということではなく，特に肺炎かどうかを見極められて受診勧奨できるようになることを目標としてみましょう。

 薬局に50代後半の男性が「咳がつらいから薬が欲しい」と言ってやってきました。

患　者：❶咳がつらくって…。何か薬もらえますか？

薬剤師：それはおつらいですね。いつからですか？

患　者：1週間くらい前からです。

薬剤師：そうですか，咳以外の症状はありませんか？

患　者：❷熱と喉の痛みがあります。鼻水は最初はありましたが，いまはそんなにはありません。

❶咳が一番つらいようですので，咳症状メイン型ですね。受診勧奨すべき肺炎でないか見極めるポイントを考えていきましょう。

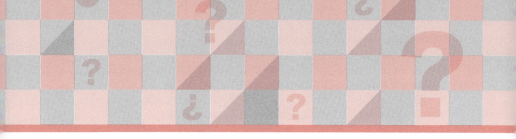

薬剤師：そうですか。喉も痛くって鼻水もまったくないわけではないのですね。

患　者：はい。昨日からまた熱も出て，良くならなくって…。

薬剤師：そうですか，それはおつらいですね。特に持病があるとか，お薬のアレルギーはありませんか？

患　者：特にありません。

薬剤師：お酒やタバコはどのくらいたしなまれますか？

患　者：お酒は毎日350mLのビールを１本飲みます。タバコも20歳から毎日20本くらい吸います。

❷ 必ず3症状チェックをしましょう。喉の痛みや鼻水など多領域の症状があり，ウイルス性のようにみえます。

❸ かなりなヘビースモーカーですね。

➡ さて，この患者さんにあなたはどのように対応しますか？

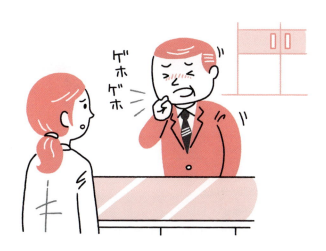

4 咳症状メイン型① 咳が出てつらいです

解説

3症状のうち咳症状が一番強い場合はどのように考える？

　3症状のなかでも，特に咳症状を強く訴えて来局する患者さんについて考えてみましょう。つまり，「咳＞鼻汁，咽頭痛」となる場合です。咳が強い場合一番心配なのは，受診勧奨すべき疾患である肺炎なのかそうでないのかになるのですが，それを見極める方法はないでしょうか？　喉の溶連菌感染症のツールとしてCentorの診断基準を前項で紹介しましたが，咳症状で使う似たようなスコアリングを1つご紹介します。これはDiehrの基準で，急性の咳を来す成人で肺炎かどうかを考えるスコアリングです(表1)[1]。

　一見，わかりやすくすばらしいツールのようにみえますが，このスコアリングが4点以上でも肺炎の可能性は29.4％という程度のものです。Centorの診断基準もそうですが，これを利用して「○点なので肺炎かも」というように使いましょうと言うにしてはかなり限界があります。しかし，薬局では肺炎の患者さんだけを受診勧奨させる必要はなく疑いの強い患者さんでよいので，肺炎かもしれないと受診勧奨するきっかけとしては使えますし，とても重要なメッセージも伝えてくれています。この表で大切なのは，一つには鼻水や咽頭痛といった多領域の症状はマイナスポイントで，肺炎（つまり細菌感染症）を疑わない所見になっているということです。これは何度

表1　Diehrの基準

所見	点数
鼻水	－2点
咽頭痛	－1点
筋肉痛	1点
寝汗	1点
痰が1日中出る	1点
呼吸数が25回/分以上	2点
38.0℃以上の発熱	2点

〔Diehr P, et al：Chronic Dis, 37：215-225, 1984より改変引用〕

もこれまで繰り返してきた「細菌感染は原則，単一の臓器に感染」という，これまでの原則を支持するものと思われます。やはり鼻水がだらだら流れた肺炎というのはおかしいのです。また，寝汗は肺炎を疑うプラス所見となっていることにも注目したいと思います。肺炎を疑うスイッチの入れ具合がわかってきます。肺炎かどうかを明確に区別するという意味では十分なスコアリングではありませんが，薬局ではより安全に受診勧奨をすべきであることを考えると，このスコアリングが4点以上では肺炎の可能性もあるとして受診勧奨をしてもよいと考えます。バイタルサインと症状のみですので患者さんに触れる必要はなく薬局でも使えます。

　このスコアリングで1つ注意事項があります。咽頭痛は嚥下時痛かどうかをきちんと確認しましょう。嚥下時痛であれば－1点ですが，嚥下時痛ではなく咳をして痛いという場合には－1点にはせずにむしろ「咳が強い→肺炎かもしれない」と考えましょう。

　この患者さんは咳の症状が強いようですが，鼻水も喉の痛みもありいわゆる多領域の症状があり，ウイルス性のようにみえるのですがいくつか気になる点があります。

「肺炎かどうかは医療機関ではどのように判断しているか？」からわかる肺炎診断の限界とそのコツ

　咳症状で最も多い原因はウイルス性気管支炎（いわゆるかぜの一型）ですが，それと肺炎の区別の仕方を医療機関ではどのようにしているのでしょうか？　理想は，実は直接気管支や肺から組織を取ってきてそこに炎症があるかないかを確認する必要があるのですが，咳の患者さん全員に気管支鏡検査をするというのは検査として手間も費用もかかり，しかもとても侵襲的なため，そんなことをしている医師はいません。では何をもって気管支炎と肺炎を区別しているのでしょうか。臨床的な気管支炎と肺炎の違いは何でしょうか？　多くの医師は次のような法則で判断しています。

【気管支炎か肺炎か？　医療機関のルール】
気道症状＋レントゲンに影がない＝気管支炎
気道症状＋レントゲンに影がある＝肺炎

4 咳症状メイン型① 咳が出てつらいです

さて，ここが難しいところです。本来ならば，先ほども述べたように直接気管支や肺から生検で組織を取ってきて判定する必要があります。しかし，臨床的にそれは現実的ではないため，代用としてレントゲンを利用しているのでこのような判断基準になります。しかし，この代用のレントゲンでは画質や画像を読む難しさなど，さまざまな点で限界があります。つまりレントゲンに影があるかないかの議論は現場では意外に難しいことがあり，レントゲンを過信して影がないと思っていたら肺炎だったということもあり，抗菌薬が必要な患者さんを見逃すことにもつながります。レントゲンではっきりとした浸潤影がなくても，臨床的に強く肺炎を疑う病歴・所見（後述）があって，痰のグラム染色（痰を特殊な染色液で染めて菌を顕微鏡で見る検査）をすると明らかに有意な菌＋貪食像（白血球が菌を食べている像）を見ることはよく経験します。では，ここまで細菌性を疑う痰の所見があるにもかかわらず，なぜに肺炎の影がはっきりしないことがあるのでしょう？　そこを考えると肺炎かどうかの判断がわかってきます。

ここがPOINT!

レントゲンで浸潤影がはっきりしない理由

肺炎に対するレントゲンの感度は100％ではない！
つまりどんなに頑張っても浸潤影の見逃しあり
全肺炎の10％程度で初期は肺炎像がはっきりしないとされる

このレントゲンの限界を知るだけでも臨床の幅は広がります。実際，脱水が強いと浸潤影は出にくいとされます（脱水では痰も出にくく，入院して点滴して痰が出始めるということはよく経験します）。また，浸潤影が小さいためにレントゲンでは見逃していただけということも現実としては多いでしょう。実際レントゲンでは全肺の70％しか見えていないといわれています。ではCTを撮ればいいであろうと思うかもしれませんが，このカテゴリーで受診される方にCTを撮るとなるとかなりの数で撮らなくてはいけなくなりますし，肺炎を多く診るクリニックでのCTは現実的ではありません。つまり，医療現場でレントゲンなどを駆使しても，肺炎かどうかの判断は難しいことが多々あるのです。

では，このような見逃しを作らないためにはどうしたらよいでしょうか？重要なポイントは"臨床的に明らかに肺炎を疑う病歴"を見逃さないということにあります。その病歴をしっかりと聞き取り，見逃さないようにしてください。肺炎を強く疑う病歴は，次のように38℃の熱がある場合と38℃まで熱が出ていない場合の2つに分けるとよいでしょう。

肺炎を強く疑う病歴 その1＝レッドフラッグサイン

咳症状が強く，38℃以上の発熱がある場合には以下の病歴を確認してください。ポイントは「悪寒戦慄」と「2峰性の病歴」のレッドフラッグサインです[2]。

ここがPOINT！

肺炎を強く疑う病歴の極意❶（38℃以上の発熱あり）

原則，肺に基礎疾患がなければ「成人の気管支炎で高熱（38℃以上）や悪寒戦慄は出ない」と考える。すなわち，

① **ガツンと悪寒戦慄を伴う38℃以上の発熱＋咳**

　もしくは

② **2峰性（先行する上気道症状がいったん軽快傾向の経過で悪寒を伴う38℃以上の発熱）の病歴**

これらがあればレントゲンを撮らなくても十二分に肺炎を疑う病歴と考える。

悪寒戦慄の病歴を聞き出す！

熱がある患者さんでは悪寒の有無を確認する癖をつけましょう。熱が出る際に生じる寒さにも程度があり，これを次のように3段階に分けることがとても重要です。特に①の悪寒戦慄かそうでないかの区別が重要となります。

4 咳症状メイン型① 咳が出てつらいです

①Shaking chill：悪寒戦慄	体が震えて止まらない（止めようと思っても止まらない）
②Chill：悪寒	毛布を何枚かかぶりたくなる（止めようとすると止まる）
③Chilly sensation：寒気	セーターをはおりたくなる

　悪寒戦慄（①）かそうでないかを見極めるコツとしては，歯がガチガチするかどうかも1つですが，ずばり患者さんに「止めようと思っても止まらなかったですか？」と聞くとよいと思います。この止めようと思っても止まらないほどの悪寒戦慄の病歴をとることができたら①として本気のスイッチを入れる必要があります。なぜならば，熱に伴う寒さを①〜③に分類した場合，それぞれの症状がある場合の菌血症（血液培養が陽性となる場合）の感度・特異度は，①感度45.0％・特異度90.3％，②感度75.0％・特異度72.2％，③感度87.5％・特異度51.6％となっています[3]。つまり，①の病歴がとれた場合は菌血症 ➡ ⓐ を来している可能性がとても高い（90％程度）ということになります。「患者さんがshakingしていたら，まず主治医がshakingしなさい」という教えが医師の世界にはあります。つまり主治医が震え上がるほど急いで対応しなさいということです。よって，①の病歴がとれた場合には，局所の臓器症状がはっきりしないからといって「かぜですね」と言って血液培養もせずにしかも抗菌薬を開始することは決して許されないことになります。本気のスイッチを入れて，感染巣を示唆する所見がないか再度病歴と身体所見をとり直す必要があるのです。

肺炎を強く疑う病歴 その2＝レッドフラッグサイン

38℃以上の発熱を認めなくても以下の場合には肺炎を強く疑います。

ⓐ 菌血症は，本来無菌であるはずの血液中に細菌が存在している状態をいい，その証明は血液培養により行われます。菌血症は感染性心内膜炎などを引き起こしかねない重篤な病態で，迅速な対応が求められます。なお，菌血症と敗血症は同一のものととらえられることがありますが，異なる病態です。

> **ここがPOINT！**
>
> ### 肺炎を強く疑う病歴の極意 ❷（38℃以上の発熱なし）
>
> 熱が38℃未満の微熱であっても，高齢者や肺に基礎疾患がある人の気道症状に**寝汗**（びっしょり：パジャマ交換するほど）があれば肺炎を疑う。
> - インフルエンザ桿菌，モラキセラ・カタラーリスなどのだらだら肺炎のことあり
> - 慢性の経過（3週間以上）なら結核も考える

Diehrの基準にもあったように，寝汗の病歴は咳症状メイン型では肺炎を強く疑うものでレッドフラッグサインと考えてよいでしょう。しかし問題なのは，患者さん自身から「寝汗が出る」とは言ってくれないことが多いことです。よって，寝汗の病歴はこちらから聞く必要があります。聞く際には「寝汗でシャツを交換するといったことはありますか？」と具体的に聞くようにしましょう。

これらの病歴があった場合には，医療機関を受診するように積極的に勧めてください。

咳症状メイン型のレッドフラッグサイン

- ☑ 38℃以上の発熱が数日続く，食事がとれない
- ☑ 肺気腫など肺の病気がある人で熱があるとき
- ☑ 10日間以上咳が続くとき（p.68，咳症状メイン型②参照）
- ☑ 咳をすると胸が痛む，呼吸が苦しい，血痰が出るなど
- ☑ Diehrの基準で4点以上
- ☑ 2峰性の病歴
- ☑ 寝汗びっしょり
- ☑ 悪寒戦慄

4 咳症状メイン型① 咳が出てつらいです

冒頭の患者さんにはこんな対応を！

 薬剤師は患者さんからさらに話を聞き取り，レッドフラッグサインがないかどうか確認します。

薬剤師：喉の痛みはつばを飲み込んで痛い感じでしょうか？

患　者：いいえ，咳をすると痛いんです。❶最初のころはつばを飲み込んで痛かったのですが，それは数日で良くなりました。

薬剤師：なるほど，熱は何℃くらいでしたか？　ガチガチ震えるほどの寒気はありましたか？

患　者：熱は初日に38℃出たんですが，❷すぐに下がりました。その後は熱はなかったのですが，❸昨日はまた38℃が出て，❹ガチガチ震えました…。

薬剤師：あら，そうですか。それは大変ですね。かぜというよりは肺炎かもしれませんので，できればこの後すぐにでも医療機関を受診することをお勧めします。

患　者：そうですか。やっぱり病院を受診したほうがいいですかね。忙しくて…。

薬剤師：はい。一見かぜの症状ですが，熱もいったん良くなってからまた出ていますし，しかも38℃も出ているようで，さらにガチガチ震えるほどの寒気を伴って出ている場合は血液に菌が入って体中に回っている可能性が高いのです。そうなると肺炎の可能性があり，抗生物質が必要になります。お忙しいかもしれま

❶よく聞くといまは嚥下時痛ではありませんね。咳が強いためですね。

❷いったん軽快しています。

❸2峰性の病歴です。

❹悪寒戦慄の病歴があり，菌血症を疑います。

せんが，対応が遅れると長期に仕事を休まないといけなくなってしまうかもしれませんよ。

患　者：そうですか。わかりました。ありがとうございます。

薬剤師：お大事にしてください。

OTC選びのポイント

咳症状メイン型でも，咽頭痛や鼻汁，熱など多症状あれば総合感冒薬でよいでしょう。しかし，かぜの咳に十分な効果が示されている薬は少なく，咳がゼロにはならない可能性についても説明することが重要です。

選択例

① リン酸コデインが入っているOTC薬。アネトン®せき止め顆粒には60mg/日とやや多めに入っています。ほかに，かぜに伴う咳にはデキストロメトルファンがエビデンスがあるほうですので，そのような薬を選択するとよいでしょう。

② 麦門冬湯
　→麦門冬湯は乾性咳嗽により効果があるとされており，かぜに伴う咳には全般的に効果が期待されるでしょう。

4 咳症状メイン型① 咳が出てつらいです

> レッドフラッグサインを見逃さない！

咳症状メイン型のかぜへのアプローチ

「咳，鼻汁，咽頭痛」3症状の有無と程度を確認
それらが急性に，同時に，同程度か？

咳症状＞鼻症状，喉症状

肺炎の可能性を見極める

【38℃以上の発熱あり】
- 悪寒戦慄があるか？
- 2峰性の病歴があるか？

【38℃以上の発熱なし】
- 高齢 or 肺に基礎疾患があるか？
- 寝汗があるか？

咳症状メイン型のレッドフラッグサイン

- ☑ 38℃以上の発熱が数日続く，食事がとれない
- ☑ 肺気腫など肺の病気がある人で熱があるとき
- ☑ 10日間以上咳が続くとき（咳症状メイン型②を参照）
- ☑ 咳をすると胸が痛む，呼吸が苦しい，血痰が出るなど
- ☑ Diehrの基準で4点以上
- ☑ 2峰性の病歴
- ☑ 寝汗びっしょり（シャツを交換するくらい）
- ☑ 悪寒戦慄

⚠ こんな症状があったら，
肺炎，菌血症の可能性あり。
受診勧奨を！

このレッドフラッグサインを用いて，今後の注意事項として受診のタイミングを説明すること。「現時点では緊急のサインはなさそうですが，今後このような症状が出ないか注意してください。出てくるようでしたら医療機関を受診してください」と説明するとよいでしょう。

▶引用文献

1) Diehr P, et al：Prediction of pneumonia in outpatients with acute cough-a statistical approach. J Chronic Dis, 37：215-225, 1984
2) 岸田直樹：誰も教えてくれなかった「風邪」の診かた. 医学書院, 2012
3) Tokuda Y, et al：The degree of chills for risk of bacteremia in acute febrile illness. Am J Med, 118：1417e1-1417e6, 2005
4) Hendley JO, et al：Viral titers in nasal lining fluid compared to viral titers in nasal washes during experimental rhinovirus infection. J Clin Virol, 30：326-328, 2004
5) Douglas RG Jr, et al：Quantitative rhinovirus shedding patterns in volunteers. Am Rev Respir Dis, 94：159-167, 1966

Step 1　かぜ様症状を見極める

5 熱がつらいです
局所症状不明瞭・高熱のみ型

前項のおさらいと本項のねらい

　前項では咳症状メイン型について確認しました。咳症状メイン型で多いのはかぜに伴う咳ですが，"よくある"かつ"見逃してはいけない"疾患である肺炎の見極め方について確認しました。肺炎かどうかはレントゲンでも限界があり，それに気がつく特徴的な病歴があることを確認しました。これまでは，3症状チェックをして，3症状（咳・鼻・喉）のうちどの症状が強いか？に注目してきました。さらに各症状についてはレッドフラッグサインに注目し，医療機関を受診すべき疾患があることも確認しました。この後もレッドフラッグサインをご紹介していきます。

　さて，本項では3症状ではなく，発熱を一番つらい症状として訴え，しかもほかに目立った症状がない場合（3症状チェック陰性）について考えてみましょう。熱がつらいといっても，もし咳・鼻・喉の3症状が明確にあり38℃以下の発熱であればかぜとして薬局でみていただいてもかまわない場合が多いですが，本項では発熱でもかぜとしてみてよいものと受診勧奨すべきものの見極めについて考えてみましょう。

薬局に20代後半の女性が「熱がつらいから薬が欲しい」と言ってやってきました。

患　者：熱がつらくって…。何か薬もらえますか？
薬剤師：それはおつらいですね。いつからですか？
患　者：3日くらい前からです。
薬剤師：そうですか，熱以外の症状はありませんか？
患　者：いえ，特にないですね。熱が出ると頭痛と，

　　　　　あと節々がちょっと痛いかな…。

薬剤師：そうですか。❶咳・鼻水・喉の痛みはまったくないですか？

患　者：はい。

薬剤師：熱は何℃くらいですか？

患　者：❷午前中は37℃台ですが，午後になると毎日38℃くらいになります。

薬剤師：お酒やタバコはどのくらいたしなまれますか？

患　者：夜の仕事をしているのでお酒はお客さんと飲まないといけなくて，毎日ビールやウイスキーを飲みます。タバコも10本くらい毎日吸います。

❶ 熱のみの訴えでも3症状チェックは必ずしましょう。気道症状はなさそうです。

❷ 気道症状がなく，しかも38℃以上の発熱が続いています。かぜ（ウイルス性上気道感染症）でよいでしょうか？

➡ さて，この患者さんにあなたはどのように対応しますか？

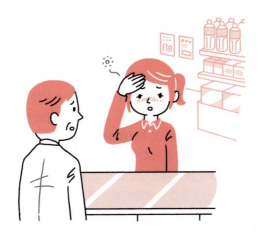

5 局所症状不明瞭・高熱のみ型　熱がつらいです

解説

熱が一番つらい症状という場合はどのように考える？

　これまでは咳，鼻，喉3つの症状に注目してきましたが，この患者さんにはそれらがなく熱が一番つらい症状とのことです。発熱がある患者さんでは発熱＋αのαで疾患を考えることができます。αが咳・鼻・喉3つ等しくあればかぜ（ウイルス性上気道感染症）でよいかもしれません。しかし咳がかなり強いようであれば気管支から肺の感染で特に肺炎かどうかが心配ですし（本Stepの④，p.46参照），喉症状が強いようであればA群溶連菌性咽頭炎の可能性があります（本Stepの③，p.33参照）。ではこの患者さんはどのように考えたらよいでしょうか？　本項で皆さんに紹介したいのは，このαがいまいちはっきりしない場合についてです。それを「局所症状不明瞭・高熱のみ型」と名づけ，かぜではない別物として分類することが重要です。

　まずはこの型を定義したいと思います。

> **ここがPOINT！**
>
> **局所症状不明瞭・高熱のみ型の定義**
>
> 急な38℃以上の発熱を主訴に来局した患者さんで，感染の病巣（フォーカス）を示す局所臓器症状（つまり，咳・鼻汁・咽頭痛・腹痛・下痢・強い頭痛など）をはっきりと認めない場合

　この場合に，局所臓器症状としてよいのかそれともはっきりしないとするのか判別が悩ましい症状があります。まずは，高熱が出るだけでも気分不良・吐き気，筋肉痛・関節痛，軽い頭痛が出る場合が多いのを知っておくことが重要です。よってこれらの症状が特に発熱時にのみ伴う場合などは，ひとまず局所臓器症状と考えないようにすることが大切です。発熱時のみではなくても，このような＋αの症状が強くはない（つらくはない）という場合には局所臓器症状とはせずに，高熱に伴う症状と考えることが重要

です。
　この型での鑑別のなかで重要なのは，やはり細菌感染症です。確かにウイルス感染症でも高熱を来すことはありますし，アレルギーや自己免疫性疾患など非感染性の原因でも高熱を来しうることを忘れてはいけません。しかし，よくある疾患かつ治療可能な疾患群で受診勧奨すべきものである細菌感染症の初期の可能性を見逃さないことに，一番の力を注ぐことがまずは重要でしょう。
　さて，ここで見逃してはいけないのは細菌感染症でも特に菌血症まで来している場合で，その場合は急速進行・致死的となりやすく拾い上げねばならない病態と考えます。では，それに気がつくポイントは何でしょう？

発熱のある患者さんでは悪寒戦慄の有無に注目するのを忘れない！

　前項の咳症状メイン型でもレッドフラッグサインとしてご紹介した悪寒戦慄の病歴を思い出してください。発熱のある患者さんでは悪寒を3つに分け，悪寒の程度により重篤な細菌感染症である菌血症を伴っているほどかどうかを判断できることを確認しました。ぜひ，熱のある患者さんではルーチンで悪寒の程度を確認する癖をつけてください。そして，悪寒戦慄の病歴があればレッドフラッグサインですので遠慮せずに受診勧奨をしてください。

局所症状不明瞭・高熱のみ型になりやすい細菌感染症とは？

　皆さんがこのようなカテゴリーの患者さんの診断をできるようになる必要はなく，悪寒戦慄があれば菌血症に至っている可能性が高いですので[1]，迅速に受診勧奨をしていただくということでよいでしょう。しかし，患者さんに説明する際に，「よくわかりませんが病院に行ってください」と言うよりは，「○○といった病気の可能性もありますので，できるだけ早く△△科へ…」と説明できるとよいと思いますので，そのような状況になりやすい疾患を知っておくとよいでしょう。では，初期に局所症状がはっきりしにくいことがある細菌感染症にはどのようなものがあるでしょうか？　以下の6つのカテゴリーを知っておくとよいでしょう[2]。

5 局所症状不明瞭・高熱のみ型　熱がつらいです

> **ここがPOINT!**
>
> **初期に局所症状が出にくい6つの細菌感染症**
>
> ① 尿路感染症（急性腎盂腎炎，前立腺炎など）
> ② 胆道系感染症（肝膿瘍，胆管炎など）
> ③ 血管内感染症（感染性心内膜炎，カテーテル感染症など）
> ④ 蜂窩織炎（特に足）
> ⑤ 歯髄炎
> ⑥ 肛門周囲膿瘍

　+αがわからない状況ですので，ひとまず内科に行っていただくしかありませんが，よくよく話を聞くと+αの病歴を拾い上げることはでき，適切な科への受診を勧めることができるかもしれません。これら6つの疾患群は初期に局所症状が出にくいのですが，あくまでも出にくいだけで，しっかりと病歴をとると症状を拾い上げることは可能です。
　さて，+αを拾い上げ適切な受診勧奨ができるようになるための方法はないでしょうか？　そこには次のようなコツがあります。

+αの症状を拾い上げるコツ

1. 尿路感染症を疑う病歴聴取のコツ

　局所症状不明瞭・高熱のみ型で最も多いのは尿路感染症で，そのなかでも多いのが腎盂腎炎 ➡ ⓐ です。腎盂腎炎は腎臓の痛みとして背部痛があることがありますが，初期は本人が訴えてくれないことがあります。本人が自ら訴えない程度の症状ですので，「背中は痛くないですか？」と痛みを聞くのではなく「背中から腰の調子が悪いとか，重だるいといったことはありますか？」と聞きましょう。ただし，これでYesと言われても熱に伴う腰部の症状だけなのかもしれませんので，もしYesの場合には次に「右と左でどっちかだけですか？」と聞きましょう。「右だけ」など左右差を明確に言

ⓐ 腎臓は腎盂と腎実質から構成されます。腎臓は本来無菌ですが，細菌などにより炎症が起こると腎盂炎または腎実質炎となります。両者を総称して腎盂腎炎といいます。

える場合は腎盂腎炎の可能性があります。

　また，先行する膀胱炎症状（頻尿，排尿時痛，残尿感）の有無を聞きましょう。すでに腎盂腎炎となってしまっている場合（38℃以上の熱がある場合）にはなくなってしまっていることが多いですが，熱が出る前に膀胱炎症状がある場合には腎盂腎炎の可能性があります。「頻尿は…」とか医学用語で聞くのではなく，「トイレが近いとかおしっこして痛いといったことはありますか？」と聞くようにしましょう。もし症状があるようであれば，受診科は内科だけではなく泌尿器科でもよいでしょう。

2. 胆道系感染症を疑う病歴聴取のコツ

　胆道系感染症でも特に胆管炎ではCharcotの3徴（発熱，黄疸，右季肋部痛）があるとされます。しかし実際にはこの3つの症状がそろわないことが多いです（約50％程度の患者のみで3徴が陽性といわれています）。特に初期の黄疸・右季肋部痛ははっきりしないことが多いです。さらに日本人の黄疸はわかりにくいのです。実際に黄疸が身体所見上明らかになるためには，総ビリルビンで3.0mg/dL以上必要とされますが，この水準の黄疸を検出できる医師は70％程度といわれています。総ビリルビンが10mg/dLを超えれば83％，15mg/dLを超えれば96％といわれますが，黄色人種の日本人ではさらに感度は低いと思われます。そのため日本人では頭髪の生え際を観察するとわかりやすいといわれています（頭皮部分は白いので）。

　胆道系疾患の既往の有無を確認しましょう。胆道系疾患の病歴があり「以前にも胆管炎になったことがある」といった病歴がとれた場合には，右季肋部痛などの症状がはっきりしなくてもひとまず消化器内科を受診していただいたほうがスムーズかもしれません。

3. 血管内感染症を疑う病歴聴取のコツ

　薬局に来る頻度は低いかもしれませんが，在宅などではまれではありません。在宅で輸液をしていてルートが入っていたり，「実はポートが入っていて外来治療中」という患者さんかどうかを確認してください。がん患者さんの場合が多く，かかりつけがあるはずですが，「面倒くさいから」もしくは「遠方のがんセンターに通院中だから」という理由でかかりつけに行かずに薬局に「かぜ薬が欲しい」と来てしまう可能性があります。しっかりと既往歴を確認しましょう。がんの治療中の病歴がとれても，ポートが入って

5 局所症状不明瞭・高熱のみ型　熱がつらいです

いるかどうかはこちらから聞かないと患者さんは答えてくれないことが多い印象です。「カテーテル感染（ポート感染など）は熱しか症状がないことが多いので…」と説明するとよいでしょう。

4. その他

　＋αがないと思っているのは自分だけで，よくよく聞くと教えてくれるものとして蜂窩織炎と肛門周囲膿瘍 ➡ ⓑ があります。「どこか体が赤くなっているところなどはありますか？」，「お尻が痛いとかいったことはありますか？」と聞くとよいでしょう。「何か痛いところはないですか？」と聞いて答えてくれなくても，こちらがそれをねらって聞くと（closed-questionといいます）答えてくれることが多いです。もし「実は足が赤くなっているところがあって…」なんて聞き出せれば，内科あるいは皮膚科でもよいでしょう。「恥ずかしくて言えなかったんですが，実は便をすると痛くて…」となると内科（消化器内科）あるいは外科でもよいでしょう。

　熱しかないと思いがちですが，病歴聴取の方法次第で意外にも＋αの病歴がとれることが多いと普段の診療でも感じます。しかし，忙しい外来では十分な問診をとることができず，一緒に話を聞いてくれた看護師さんには話してくれていた…ということは多々あります。薬局薬剤師さんが診断する必要はありませんが，適切な診療科への受診勧奨にもつながりますし，在宅でも医師に的確に患者さんの情報を伝えることができます。患者さんからの＋αの病歴を引き出す1人としてお手伝いしていただけたら，その後の診療もスムーズにいきますのでよろしくお願いします。

> **局所症状不明瞭・高熱のみ型で，医療機関を受診させるべきタイミングとは？**

　発熱がある場合に医療機関を受診させるタイミングとして，ほかにどの

ⓑ 蜂窩織炎は皮膚・軟部組織に広範囲に広がる感染性の炎症疾患です。両手足にみられやすく，発赤や腫脹が特徴で，他に発熱や局所の熱感・痛みなど炎症の4徴を訴えることも多いです（炎症の4徴とは発赤・熱感・腫脹・疼痛のこと）。また肛門周囲膿瘍は，もともと直腸にがんや炎症性疾患がある場合や下痢などにより，肛門にあるくぼみ（肛門陰窩）が感染し膿瘍を形成するもので，強い痛みや発熱などを引き起こします。慢性化すると痔瘻（直腸と肛門周囲とのトンネル）ができてしまいます。

ようなものがあるでしょうか？ 38℃以上の熱がある人は全員に医療機関を受診するよう説明する，というのが最もたやすい線引きかもしれません。しかし，かぜでも初日くらいは38℃の発熱を来すことを考えると，次のものが参考になると考えます。

局所症状不明瞭・高熱のみ型のレッドフラッグサイン

- ☑ 38℃以上の発熱が3日以上続く場合
- ☑ 悪寒戦慄を伴う場合
- ☑ 高齢者もしくは心肺に基礎疾患のある患者さんで38℃以上の発熱がある場合

　かぜを引き起こすウイルスは発症24時間くらいがウイルス量としてもピークで，38℃の発熱が3日も続くことは珍しいとされます。実際にウイルス感染症であったとしても熱が長引く場合には，伝染性単核球症といった良性疾患だけではなく肝炎や心筋炎などを合併している可能性があります。インフルエンザがはやっている時期はインフルエンザの可能性がありますが，2つ目のように悪寒戦慄を伴う場合にはインフルエンザに肺炎が合併している可能性があります。また，かぜでも初日くらいは38℃の発熱を来すことはあるのですが，高齢者もしくは心肺疾患のある患者さんでは熱の持続期間によらず38℃の熱がある場合には医療機関の受診を勧めるのがよいでしょう。

冒頭の患者さんにはこんな対応を！

 薬剤師は患者さんからさらに話を聞き取り，レッドフラッグサインがないかどうか確認します。

薬剤師❶：熱が出るときにガチガチ震えたりはしませんでしたか？

❶ 悪寒の程度を確認しましょう。

5 局所症状不明瞭・高熱のみ型　熱がつらいです

患　者：ガチガチ震えるほどではありませんが，寒かったです。

薬剤師：そうですか。これまでに高熱が出たことはありませんでしたか？

患　者：3年前と5年前に腎盂炎といわれました。そのときも高熱は出て，背中が痛かったんですが，今回は熱だけなんで違うかなと…。

薬剤師：あら，そうですか。おしっこして痛いとかトイレが近いとか膀胱炎の症状はありませんでしたか？

患　者：1週間前くらいにちょっとあったんですが，いまはないです。かぜじゃないんですか？

薬剤師：そうですね。咳も鼻も喉も症状がないのでかぜとはいえないですね。しかも以前に腎盂炎を数回されているようですし，今回も腎盂炎の可能性はあると思います。おしっこの感染症では腎臓の痛みは出ないことも多いとされます。

患　者：そうなのですね。でも仕事が忙しくて病院には行きたくはないんです…。

薬剤師：腎盂炎だとすると，体に菌が回るような重篤な状態になる可能性があります。また基本的には抗生物質を使わないと良くならないですし，そのためには医療機関を受診する必要があります。おしっこの症状もあったようですし，行きやすい内科か泌尿器科を早めに受診して，「腎盂炎を繰り返していて38℃の熱が3日目です」と言うとスムーズだと思います。

患　者：そうですか。

薬剤師：診断・治療が遅れると長期に仕事を休まない

❷ 過去に腎盂炎を2回起こしているようです。

❸ 現時点ではかぜとはいえないとしっかり伝えましょう。

❹ 繰り返しているので尿路感染症が疑われます。

❺ 悪寒戦慄の病歴があれば，遠慮せず受診勧奨しましょう。

といけなくなるかもしれませんから。お大事にしてください。

患　者：そうですか。わかりました。ありがとうございます。

OTC選びのポイント

　熱が一番つらいといっても，咽頭痛や鼻汁，咳など多症状あれば総合感冒薬でもよいでしょう。しかし，もし本当に本項のカテゴリーのような局所症状不明瞭・高熱のみ型であれば，原因ははっきりしませんのであまり余計なことはしないというスタンスが重要です。今後，薬を服用して皮疹が出てきたら「ウイルス感染による皮疹かもしれないけど薬疹かもしれない…」など，状況はより複雑になります。最も副作用も少なく，他症状をマスクにしにくいといえばアセトアミノフェンですので，どうしても薬を希望される場合にはアセトアミノフェンのみのものを選択するのが今後の判断にとってもよいでしょう。OTC薬に含まれる程度のアセトアミノフェンであれば肝障害を起こすほどの用量にはなりにくいですが，複数のOTC薬を併用している場合は注意が必要です。このカテゴリーでは余計なことをしないという方針がとても重要ですので，患者さんがほかに自分の判断で飲んでいる薬がないかを確認し，アセトアミノフェンのみにするようにしましょう。咳・鼻汁・咽頭痛のどれもないのに総合感冒薬を処方するのは厳禁です。

選択例

タイレノール®
→基本成分はアセトアミノフェンのみです。

5 局所症状不明瞭・高熱のみ型　熱がつらいです

局所症状不明瞭・高熱のみ型へのアプローチ

レッドフラッグサインを見逃さない！

「咳，鼻汁，咽頭痛」3症状チェックと程度を確認
それらが急性に，同時に，同程度か？

↓

急な発熱が主訴で，3症状チェック（−）
感染の病巣を示す局所症状をはっきり認めない

↓

局所症状不明瞭・高熱のみ型のレッドフラッグサイン

- ☑ 38℃以上の発熱が3日以上続く場合
- ☑ 悪寒戦慄を伴う場合
- ☑ 高齢者もしくは心肺に基礎疾患のある患者さんで38℃以上の発熱がある場合

 上のような症状があったら，以下の細菌感染症の初期である可能性あり．特徴的な病歴を拾い上げよう！
① 尿路感染症（腎臓の痛み，膀胱炎症状）
② 胆道系感染症（Charcotの3徴，胆道系疾患の既往）
③ 血管内感染症（がん治療中，ポート挿入，在宅輸液）
④ 蜂窩織炎（痛み，足が赤くなっている）
⑤ 歯髄炎
⑥ 肛門周囲膿瘍（便通時の痛み）

診療科の説明とともに受診勧奨を！

このレッドフラッグサインを用いて，今後の注意事項として受診のタイミングを説明すること．「現時点では緊急のサインはなさそうですが，今後このような症状が出ないか注意してください．出てくるようでしたら医療機関を受診してください」と説明するとよいでしょう．

▶引用文献

1) Tokuda Y, et al：The degree of chills for risk of bacteremia in acute febrile illness. Am J Med, 118：1417. e1-1417.e6, 2005
2) 岸田直樹：誰も教えてくれなかった「風邪」の診かた. 医学書院, 2012
3) Jacobs JL, et al：Use of surgical face masks to reduce the incidence of the common cold among health care workers in Japan：a randomized controlled trial. Am J Infect Control, 37：417-419, 2009

Step 1　かぜ様症状を見極める

6 咳が止まらなくって
咳症状メイン型②（やや長引く咳）

前項のおさらいと本項のねらい

　前項では局所症状不明瞭・高熱のみ型について確認しました。熱はかぜ（ウイルス性上気道感染症）でよくみられる症状の1つですが，咳・鼻・喉の3症状がない"熱のみ"の場合には「かぜというにはおかしいですね」と言えるようになることが大切です。さらに，熱がある場合には必ず悪寒の程度を確認し，悪寒戦慄の病歴がある場合には遠慮せずに受診勧奨をお願いします。また，熱のみで局所症状がないという判断は多くの場合，正しくはなく，よく聞くと感染している臓器を示す症状を呈していて，それを聞き取ることができていないだけの場合が多いことも確認しました。局所症状不明瞭になりやすい6つのカテゴリーを意識して病歴をとると，隠れていた症状などを引き出すことができ，より適切な受診勧奨につながることを確認しました。

　さて，本項はStep 1のおさらいとして咳症状について再度考えてみましょう。咳は内科外来で最も多い主訴の1つとされます。1回の咳嗽で2kcal（≒8.4kJ）のエネルギーを消費するといわれ，咳嗽が続くとエネルギーを著しく消耗します。ひどいと肋骨が折れてしまうことがあるなど，とてもつらい症状の1つです。また，周りにもつばをまき散らしているような不快感をもたれやすく，何とかなくしたいとより思う症状とされます。前回の咳症状メイン型①（p.44）では，咳症状に紛れ込む重篤な疾患である肺炎を見極める方法について考えてみました。これは受診勧奨という点では重要ですが，薬局では実際にはそれほど多くはないでしょう。急性のものであればそのほとんどがかぜですが，本項ではやや長引く咳について考えてみたいと思います。

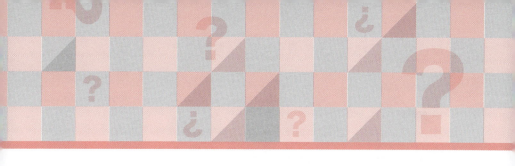

 薬局に30代前半の男性が「咳が続いて止まらないので薬が欲しい」と言ってやってきました。

患　者：咳が止まらなくって…。何か薬もらえますか？

薬剤師：それはおつらいですね。いつからですか？

患　者：2週間くらい前からです。

薬剤師：そうですか，長引いていておつらいですね。咳以外の症状はありませんか？

患　者：咳とあと痰も出ますね。少し黄色いときもあって。会議でも咳がうるさいって怒られるし何とかならないかなあ。ゴホゴホ。

薬剤師：そうですか。❶鼻水や喉の痛み，あと熱はないでしょうか。

患　者：ないです。とにかく咳が良くならなくて。

薬剤師：❷そうですか。特に持病があるとか，お薬のアレルギーはありませんか？

患　者：特にないです。

薬剤師：お酒やタバコはどのくらいたしなまれますか？

患　者：お酒は毎日350mLのビールを1本と焼酎1合くらい飲むかな。タバコは吸いません。会社で周りに吸っている人はいるけど。ゴホゴホ。

❶かぜの3症状チェックを必ずしましょう。

❷10日以上続いていて良くなっていないので，そのまま受診勧奨としたほうがよいでしょうか？

➡ さて，この患者さんにあなたはどのように対応しますか？

6 咳症状メイン型②（やや長引く咳） 咳が止まらなくって

解説

長引く咳をきちんと定義しよう

　咳が良くならないと訴える患者さんでは，その持続期間を確認することがスタートです。というのも持続期間による分類によって，考えられる疾患が変わってくるからです。ではどのように定義されているでしょうか？皆さんのなかにも各自で勉強してみるといろいろな記載があってどれにしたらよいかわからないと思われる方がいるかと思います。咳は急性の咳（3週間：21日未満），亜急性の咳（3週間以上8週間未満），慢性の咳（8週間：56日以上）と3つに分けられることがあるのですが，この分類だと少し細かいですし，亜急性を来す疾患は実臨床では慢性も十分含みうると考えます。つまり，「咳が長引く」という主訴で来られる場合，亜急性という分類を入れることはあまり実臨床では役に立たない印象です。よってここはシンプルに**3週間未満の咳を急性，3週間以上をすべて慢性として考えるのがよい**でしょう。では，どのような疾患があるでしょうか？

　3大慢性咳嗽は世界的には後鼻漏，咳喘息 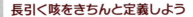，胃食道逆流症（gastroesophageal reflux disease；GERD）とされています。しかし，日本では食生活が欧米化しているとはいえ，欧米ほどGERDが多くはないため安易なGERDという病名でのプロトンポンプ阻害薬（PPI）での治療は避ける必要があるでしょう。また，3大慢性咳嗽に加え，結核，ACE阻害薬，肺がんが鑑別疾患として重要にはなります。そのほかに百日咳菌，マイコプラズマ，クラミドフィラといった微生物があげられます。しかし，国内でも咳の集団発生で百日咳菌やマイコプラズマなどが疑われ調査された事例があるのですが，起因微生物はかぜのウイルスであるライノウイルスであった[1]，というものもあり，結局はかぜであるのに実臨床では過剰診療が行われている分野の1つかもしれません。慢性咳嗽ではすべての患者さんに医療機関を受診していただくという方針でもよいのですが，そこを少し丁寧に考えてみましょう。

ⓐ 咳喘息では喘息特有のゼーゼー，ヒューヒューといった喘鳴がみられず，痰を伴わない空咳が就寝時や深夜・明け方に強く出たり，冷気・運動・飲酒などがきっかけで起こったりします。

感冒後咳（PIC）を知ろう

　長引く咳の原因は多岐にわたり，一部重篤な疾患も紛れ込みうるのですが，最も多い原因は感冒後咳（postinfectious cough；PIC）とされます。PICは肺炎を伴わない（胸部X線写真は正常）急性呼吸器症状に引き続いて起こるものとされ，最終的には治療なしで軽快するとされています。要はかぜの後に咳が残るパターンがこれにあたります。長引く咳の原因は多岐にわたりますが，最も多い原因はPICで，これであれば放置していても問題ないことになります。では具体的にどのような経過の場合にそう考えてもよいのでしょうか？　以下の病歴に注目しましょう。

> **ここがPOINT！**
>
> ### PICの典型的な経過
>
> - 最初は喉が痛いかぜからスタートしている（先行する咽頭痛チェック）
> - 喉が痛いのが良くなってきたと思ったら咳がついてきた
> - いまは喉も痛くはなく熱もないのに咳だけが残っている
> - 熱や呼吸苦はなし
> - 日中よりも夜，床につくと咳が強くなる

　この病歴がとれた場合には，「重篤な疾患の可能性はゼロではないのですが，PICの可能性が高いので，緊急で医療機関を受診しなくてもよさそうです。もう1週間程度経過をみて，それでも改善しなければ医療機関を受診してください」と言ってもよいと考えます。この病歴をとるときに大切なことは，"最初の咽頭痛を伴うかぜ症状"の病歴がとれるかどうかです。ここがしっかりあることを確認できるかが重要なのですが，実は咳が長引くと言ってこられる場合には，こちらから聞かないと最初のときの話は答えてくれません。患者さんは"いまの咳"に困っているので，最初の頃あっていまはない咽頭痛の話など自分からしてくれません。ここは「最初は喉が痛いかぜからスタートしましたか？」とそのまま聞くとよいでしょう。

6 咳症状メイン型②（やや長引く咳）　咳が止まらなくって

意外に多い「PIC"＋後鼻漏"」

　上記のとおり，一般内科外来で慢性咳嗽の原因で最も多いのはPICなのですが，さらにそこに後鼻漏も伴っている患者さんが多い印象です。しかし，病歴では「咳と鼻水がある」と患者さんが言うことは少なく，「咳と痰がある」と言ってくるので注意しましょう。この痰が実は鼻水のことが多いのです。「典型的かぜ型」（本Stepの①，p.9）でもご紹介しましたが，鼻汁の訴えは「鼻水が垂れてしようがない」と訴えないことが多いのです。鼻汁の訴えがなくても，「痰が出ます」と言う人では，それは痰（気管・気管支以下から）ではなく後鼻漏による鼻汁が喉に落ち込んだもののことが多いのでそこを判断できるようになりましょう（診察してみると咽頭後壁に鼻汁が付着している場合も多い）。見分け方は，「飲み込みたくなる感じの痰ですか？」とか「喉に引っかかる感じの痰ですか？」と聞くとよいでしょう。このように言う場合は，痰（気管・気管支以下から）ではなく「後鼻漏による鼻汁」と考えましょう。ここで1つ注意事項があります。ここのやりとりで患者さんと痰か鼻水かでもめないようにしてください。「それは痰ではなく鼻水です」という言い方は，患者さんからすると間違いを正されている感じで気持ちが良いことではありません。

慢性咳嗽の原因と特徴的な病歴

　慢性咳嗽の原因を改めて確認し，その特徴的な症状についても確認してみましょう。表にすると次のページのようになります(表1)。

　薬局ではぜひ，薬剤性咳嗽を引き起こすACE阻害薬に注目しましょう。ACE阻害薬を飲んでいる人すべてを薬剤のせいにして医師に提示するのではなく，表1に示した病歴をとってそれなりに除外して考えている姿勢を示すことが重要です。ほかがなさそうというのであれば服用を中止して咳が治まる様子をみてもらうことになります。典型的には治療開始後1週間以内で発生するとされるのですが，長いと6カ月後からというのもありうるとされます。喉のイガイガ感やかゆみを訴えることも多いとされます。ACE阻害薬を中止後数日以内，長くても4週間以内には軽快するとされていますので，4週間以内に咳が改善しない場合，ACE阻害薬が原因とは考えにくいとされます。ACE阻害薬が原因の場合は代わりにARBを使用します

表1 慢性咳嗽の原因と特徴的な病歴

原因	病歴
後鼻漏	鼻汁・鼻水が喉に垂れ込む感じ，臥位で悪化，喉に引っかかり飲み込みたくなる痰
咳喘息	夜間～早朝の悪化（特に眠れないほどの咳や起坐呼吸），症状の季節性・変動性
胃食道逆流症（GERD）	胸やけなど食道症状の存在，会話時・食後・起床直後・上半身前屈時の悪化，肥満・体重増加に伴う悪化，亀背の存在
感冒後咳（PIC）	上気道炎が先行，徐々にでも自然軽快傾向（持続期間が短いほど感冒後咳の可能性が高くなる）
ACE阻害薬	服薬開始後の咳
慢性気管支炎	現喫煙者の湿性咳嗽
副鼻腔気管支症候群	慢性副鼻腔炎の既往・症状，膿性痰の存在
アトピー咳嗽	症状の季節性，咽喉頭のイガイガ感や掻痒感，アレルギー疾患の合併（特に花粉症）
結核	寝汗，体重減少，結核曝露歴，結核治療歴

が，それでも咳が出ることはあるので注意しましょう。

慢性咳嗽の原因として，百日咳 ➡ ⓑ もよく聞くと思います。しかし，実際の医療現場では確定診断は難しく，安易なマクロライド系抗菌薬の処方につながっているとされます。さらに，百日咳による咳にマクロライド系抗菌薬の効果があるのはカタル期（発症後1～2週以内）であり，慢性咳嗽という時点で治療のタイミングは過ぎています。発作性咳嗽期（発症後2～4週）の抗菌薬治療による症状緩和は期待できないとされているのです。

3大慢性咳嗽の1つとしてGERDが有名ですが，日本でGERDはそれほど多くはないことを再度確認しておきます。したがって，3週間以内に明らかに上気道症状（特に鼻汁や咽頭痛）が先行する患者さんに，安易にPPIやH_2受容体拮抗薬を提案しないことが重要です。GERDは胸やけや口がすっぱい感じがするといった症状が特徴的とされるのですが，GERDが咳の原因となる場合は40％以上でそのような症状がないとされています[2]。

また，下部食道括約筋を弛緩させる食物・薬の病歴を聞くとよいでしょ

ⓑ 百日咳は百日咳菌により起こる呼吸器感染症です。普通のかぜ症状で始まり，次第に咳の回数が増えて程度も激しくなります。発熱はないか微熱程度であることが多く，嘔吐を伴うことがあります。小児の疾患という印象がありますが，近年では成人での発症が問題になっています。

6 咳症状メイン型②（やや長引く咳） 咳が止まらなくって

う（脂っこいもの，アルコール，チョコレート，薬剤ではカルシウム拮抗薬，抗コリン薬，ビスホスホネート製剤）。あんこを食べた後に症状が出る病歴がとれることも多いので聴取してみてください。消化器症状を伴う場合が多いのですが，咳のみを訴える場合もあります。

結核に敏感になろう

　慢性咳嗽で一番多い原因はPICではあるのですが，日本は結核が多い国なので，3週間以上続く咳には胸部レントゲン撮影を積極的に考慮する必要があります。しかし，**丁寧な問診で，明らかに先行する咽頭痛を伴うかぜ症状があるようでしたら，もう1週間程度経過をみることは悪くはない**でしょう。先行する咽頭痛がないとか，あっても結核の可能性が高くなる病歴があるようでしたら，長引く咳のレッドフラッグサインとして医療機関を受診していただくのがよいと考えます。結核の可能性が高くなる病歴としては寝汗や体重減少がありますが，大切なのは結核曝露歴です。「ご両親とかご兄弟など一緒に住んでいたことのある方で結核と言われた方はいませんでしたか？」と聞くとよいでしょう。明確な結核曝露歴だけでなく海外渡航歴（特に中国や東南アジア）などの詳細な病歴聴取をとるように心がけましょう。また，原因不明のリンパ節炎・胸水の精査もしくは治療をしたという病歴がある場合は結核であった可能性も考慮してもよいとされます。「結核」という言い方ではなく，肋膜や肺浸潤といわれている人もいますので注意しましょう。

長引く咳のレッドフラッグサイン

- ☑ 3週間以上続く咳で先行するかぜ症状（特に咽頭痛）がない
- ☑ 肺気腫など肺の病気がある人
- ☑ 咳をすると胸が痛む，呼吸が苦しい，血痰が出るなど
- ☑ 微熱，寝汗，体重減少がある
- ☑ 結核曝露歴がある（治療歴・接触歴・海外渡航歴など）
- ☑ 胸やけを自覚している

冒頭の患者さんにはこんな対応を！

 薬剤師は患者さんからさらに話を聞き取り、レッドフラッグサインがないかどうか確認します。

薬剤師：❶最初は喉が痛いかぜからスタートしましたか？

患　者：そうそう，最初は喉痛くて，熱もあってつらかったけどそれは数日で良くはなったんです。

薬剤師：なるほど，❷喉が痛いのが良くなってきたくらいから咳がついてきた感じでしたか？

患　者：そうそう。せっかく良くなってきていると思ったんですけど。

薬剤師：❸痰もあるということなのですけど，どんな感じですか？ 喉に引っかかる感じとか飲み込みたくなる感じの痰でしょうか？

患　者：喉に引っかかってさ。飲み込んでもまだ引っかかっている感じで。

薬剤師：なるほど。そうですか。大切な質問なのですが，ご両親とかご兄弟で結核と言われた人がいたとか，海外旅行に行かれたとか，喘息と言われたこととかありますか？

患　者：いや，ないです。

薬剤師：❹咳は悪くはなっていないということでよいでしょうか？ あと寝汗があるとか体重が減っているとかもないでしょうか？

患　者：ないです。

❶先行する咽頭痛の有無を聞きましょう。

❷ここは直接このように確認するとよいでしょう。

❸ここも直接このように確認するとよいでしょう。

❹PICでは，咳は続いていても悪くはなっていないことが重要です。

6 咳症状メイン型②（やや長引く咳） 咳が止まらなくって

薬剤師：そうですか。わかりました。咳はおつらそう❺ですねぇ。ただ，そんなに悪い咳ではなさそうですね。最初に明らかに喉が痛いかぜからスタートしていて，それが良くなったくらいに咳が出ています。こういう"喉痛スタートで咳が残る"パターンのかぜは，悪いものではないんですけど，咳が結構長引くことがあって3～4週間くらい続くことがあるのです。

患　者：そうなんですか。

薬剤師：はい。❻結核とか肺がんとかそういうものが絶対にないとは言いませんが，最初に明確に喉が痛かったようですし，悪くはなっていないようですので，もう1週間程度は咳止めで経過をみてもよいかと思います。ただ，それでも良くならない場合には医療機関を受診してみてください。

患　者：わかりました。

❺ 必ず咳症状に共感したうえで，「悪い咳ではなさそうです」と伝えましょう。

❻ 経過が長めですので，絶対に大丈夫とは言わないことが重要です。

OTC選びのポイント

　基本は咳症状メイン型①のときに準じてよいでしょう。PICにはより漢方薬（麦門冬湯など）が効果的な印象です。もし，軽度でも鼻症状を伴う（痰と言っても丁寧な問診で鼻汁と考えられる）場合には，抗ヒスタミン薬を併用してもよいと考えます。ここは鼻症状メイン型の項（p.26）をご覧ください。しかし，個人的にはPICにはあまり薬が効かない印象があります。ですから，PICに効果があるとされるハチミツについて説明するとよいでしょう。ハチミツ入りののど飴がPICにも良く，味も良いと思います。

　また，ぜひ咳エチケットの指導をお願いします。咳がある場合には周りへの配慮としてサージカルマスクを勧めてください。

> Step 1
> かぜ様症状を見極める　咳症状メイン型②（やや長引く咳）

長引く咳へのアプローチ

> レッドフラッグサインを見逃さない！

先行するかぜ症状（特に咽頭痛）の有無を確認
それらが増悪していないか？

↓

先行する咽頭痛あり

┊ PICの可能性を見極める
↓

長引く咳のレッドフラッグサイン 🚩

- ☑ 3週間以上続く咳で先行するかぜ症状（特に咽頭痛）がない
- ☑ 肺気腫など肺の病気がある人
- ☑ 咳をすると胸が痛む，呼吸が苦しい，血痰が出るなど
- ☑ 微熱，寝汗，体重減少がある
- ☑ 結核曝露歴がある（治療歴・接触歴・海外渡航歴など）
- ☑ 胸やけを自覚している

⬇

⚠ こんな症状があったら，結核，肺がん，GERDなどの可能性あり。
受診勧奨を！

このレッドフラッグサインを用いて，今後の注意事項として受診のタイミングを説明すること。「現時点では緊急のサインはなさそうですが，今後このような症状が出ないか注意してください。出てくるようでしたら医療機関を受診してください」と説明するとよいでしょう。

6 咳症状メイン型②(やや長引く咳) 咳が止まらなくって

▶引用文献
1) 百日咳集団感染疑い事例における起因病原体の検索. IASR, 32:234-236, 2011
2) Irwin RS, et al：The diagnosis and treatment of cough. N Engl J Med, 343：1715-1721, 2000
3) Cohen HA, et al：Effect of honey on nocturnal cough and sleep quality：a double-blind, randomized, placebo-controlled study. Pediatrics, 130：465-471, 2012

Memo

Step 1

かぜ様症状を見極める 咳症状メイン型②(やや長引く咳)

知っておきたいかぜのQ&A 50
かぜに関する素朴な疑問に答えられますか？

EXERCISE 1

かぜについての基本情報

そもそも「かぜ」とは？ 原因となるウイルスや感染経路はどのようなものでしょうか？

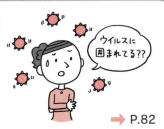

→ P.82

EXERCISE 2

かぜの予防には何が効果的？

手洗い，うがい，マスクなど，これらには実際かぜの予防効果があるのでしょうか？

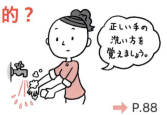

→ P.88

EXERCISE 3

かぜの初期症状がみられたら

市販のかぜ薬の種類は？ 体温計の正しい使い方は？ かぜは病院に行けば治るのでしょうか？

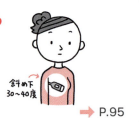

→ P.95

誰にとっても身近な病気であるかぜ。しかし，その原因や治療，予防の仕方などについては意外と知られていないもの。ここでは，かぜを巡る50の素朴な疑問について解説します。

EXERCISE 4

かぜがひどくなったら

かぜとインフルエンザの違いや，医療機関を受診したほうがよいタイミングがわかりますか？

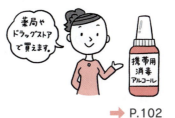

→ P.102

EXERCISE 5

かぜの治りかけ，こじらせない方法は？

ストレスとかぜの関係は？日常生活で気をつけたいことは何でしょうか？

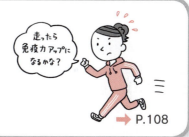

→ P.108

EXERCISE 6

その他の豆知識

ほかにも知っておきたいかぜにまつわる知識を紹介します。

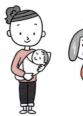

→ P.112

EXERCISE 1 >> かぜについての基本情報

Q1 かぜの定義とは何ですか？ また，かぜの症状は何ですか？

A かぜとは「急性のウイルス性の上気道感染症」。咳，鼻，喉の3症状が特徴です。

　かぜについては明確な定義が定まっていないというのが正しい答えなのですが，コンセンサスが得られている定義としては，「急性のウイルス性の上気道感染症」となります。かぜを引き起こすウイルスは200以上あるとされ，ウイルスによって微妙に違った症状を引き起こします。これらのウイルスをやっつける薬はないため治療法や特効薬がいまだ開発されていない病気でもあるのです。

　どのウイルスが上気道についたかを証明することは医療機関では一般的にはできないので，症状から判断するしかないのですが，基本は「咳，鼻，喉」の3つの症状が「急性に，同時に，同程度」起きたらかぜだと考えて差し支えありません（これを"3症状チェック"とよびますね）。これにあてはまらなければ，他の病気の可能性も考慮する必要があります。ウイルス感染症ではいろいろな症状が出るのが特徴ですが，このようにシンプルに3症状とその程度は？　と考えることで，かぜ以外の病気や重篤な病気を見つけやすくなります。

　かぜのもう一つの特徴，それは「自然に治る」ということ。他の重篤な病気と区別するため，かぜとは「自然に治る上気道のウイルス感染症」だと考えるとよいでしょう。平均1週間ほどで治ります。

　文献を見ると，かぜは「さまざまなウイルスによって引き起こされる疾患群で，良性で，自然治癒する」とされており，症状としては，くしゃみ，鼻づまり，鼻水，喉の痛み，咳，発熱，頭痛，倦怠感などがあげられています。また，インフルエンザ，溶連菌による咽頭炎，急性の細菌性副鼻腔炎，百日咳などと明確に鑑別する必要があるとされています[1]。

Q2 かぜに対してどのくらい医療費が使われているのですか？

A 米国では年間1兆7,000億円（！）かかっているという試算もあります。

　日本での明確なデータはありませんが，2000～2001年の米国の報告では，インフルエンザを除いたウイルス性呼吸器疾患症例は年間で約5億例発生しており，それに対する直接費用として170億ドル，間接経費では225億ドルの医療費が使われていると推定されています[2]。かぜは自然治癒するものですので，セルフケア，セルフメディケーションで対応することは医療費の側面からも大切です。

Q3 なぜ，冬にかぜをひきやすいのでしょうか？

A インフルエンザが冬に起こりやすいことが一因です。

　かぜとインフルエンザを区別するかどうかでこの答えは変わってくるでしょう。冬にかぜ症状が多いのはインフルエンザが明らかに多いことが影響しています。特に基礎疾患のない健康成人がインフルエンザにかかっても重症化せずに済むことが多く，こうなるとかぜとの区別は難しいですし，勝手に良くなるので区別する必要はあまりありません。それ以外のウイルスの季節性に関しては，次のような報告があります[3)-5)]。

- ライノウイルスやパラインフルエンザウイルスは秋と春に流行することが多い。
- 乳幼児に重い症状を呈するRSウイルスやコロナウイルスは冬から春にかけて流行することが多い。
- エンテロウイルスは夏においてしばしば流行する。
- アデノウイルスは咽頭結膜熱（プール熱）としては夏に流行する。介護施設や院内において起こりやすい。

Q4 かぜの原因となるウイルスにはどんなものがあるのですか？

A ライノウイルス，エンテロウイルス，アデノウイルスなど，200以上あるといわれています。

かぜを引き起こしやすいウイルスを表に示します。ライノウイルスはかぜの原因微生物として最もよくみられ，かぜの30〜50％を占めるとされますが，100以上のサブタイプが存在します。また，コロナウイルスはかぜの10〜15％を占めるといわれます。

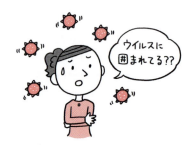

残念ながら，病院に受診しても感染したウイルスを特定することはほぼ不可能です（海外では，ヒトメタニューモウイルスやボカウイルスのような一部の新しいウイルスに対して特定できるところもあるようですが）。残念ながら，医師もどのウイルスによるかぜか，それどころか完全にかぜかどうか，本当のところは証明できないというのが現状です。大学病院に依頼すればウイルスを特定できる可能性はありますが，自然に治るかぜにそこまでの時間とお金をかけることはできません。症状から判断するしかないのです。

表　かぜの原因となるウイルス

ウイルス	割合
ライノウイルス	30〜50％
コロナウイルス	10〜15％
インフルエンザウイルス	5〜15％
RSウイルス	5％
パラインフルエンザウイルス	5％
アデノウイルス	5％未満
エンテロウイルス	5％未満
ヒトメタニューモウイルス	不明
その他	20〜30％

〔Heikkinen T, et al：Lancet, 361：51-59, 2003 より〕

Q5 ウイルスごとのかぜ症状の特徴はありますか？

A 喉症状が強い，高熱が出る，全身症状が出やすいなど，ウイルスによって一定の傾向がみられます。

インフルエンザウイルスやパラインフルエンザウイルスは，典型的には全身倦怠感などの全身症状を引き起こしやすいといわれます。また，アデノウイルスは喉症状が強いことが多いとされます。エンテロウイルス（エコーウイルス，コクサッキーウイルス）は，典型的には無症候性か非特異的な発熱を起こします。エンテロウイルスといえば無菌性髄膜炎や胸膜炎も引き起こします。

Q6 同じウイルスに何度も感染するのですか？

A ほとんどの呼吸器系ウイルスは再度曝露することで再感染しうるとはいわれています。同じウイルスであってもサブタイプが違えば原則別物ですし，ウイルスは日々変異しています。しかし，同じ名前のウイルスに感染した場合はサブタイプの違い程度なので，一般的には症状がより穏やかで，かつ短期間で回復するといわれます[6]。

Q7 かぜの主な感染経路は何ですか？

A 接触感染，飛沫感染，空気感染の3つがありますが，2大巨頭といえるのは接触感染と飛沫感染です。

> ①接触感染：感染している人との直接的な接触や，菌が付着した環境表面を触るなどの間接的な接触
>
> ②飛沫感染：感染している人と近距離で関わることで大きめの粒子（飛沫）を吸い込み感染する
>
> ③空気感染：くしゃみや咳により微細な粒子（飛沫）が大気中を浮遊し感染する

　このうち飛沫感染は，くしゃみや咳をしたときに飛ぶつばなどが放射線状に拡散し，それが他人の鼻や口に直接入ることで感染します。また，飛沫で飛んだウイルスは目に見えないのでやっかいですが，接触感染の場合は，テーブルやパソコンなど物の表面に飛んだりすると，平均で2時間，ウイルスによっては数日生き続けるものもあります。そういった物に触れた人が，今度は顔や目を触ったり，手洗いや消毒をせずに食事したりしたら，ウイルスはすんなりと口に入ってしまいます。人間は5分に1回は無意識に顔を触っているといわれますので，知らないうちに口や鼻にウイルスをつけているのです。

　感染しやすい環境ですが，かぜもインフルエンザも，濃厚接触となる状況ほど感染のリスクが高いといえます。まずは満員電車です。隣の人との距離が近い，閉鎖空間，ついさっきまでかぜの人が使っていたかもしれないつり革や手すりに触る…。まさに感染しやすい環境です。大声で歌ったり同じマイクを皆で使ったりするカラオケボックスや，密室での長時間の会議なども，実はリスクが高い場所といえるでしょう。

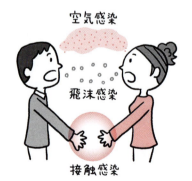

Q8　ウイルス排泄期間はどのくらいですか？

A　一般的には2週間程度とされます。

　いつまでウイルスを排泄するか？ ゼロはいつか？ という意味だと，低用量のウイルスまで含めると2週間程度あるともいわれます。一般的にウイルス排泄量のピークは2日目とされ，3日目には低下傾向となります[7),8)]。咳などがあるときにはマスクやハンカチなど咳エチケットが大切ですね。

Q9　どのくらい症状が続くのですか？

A　基礎疾患のない通常の成人では3～10日間です。しかし，約25％では2週間くらい何らかの症状が続くといわれます。症状がゼロになるのをゴールにせずに，全体として良くなっているかを考えましょう。

Q10　ウイルスが"こもりやすい"時間・場所などはありますか？

A　こもるとは何を指すかが難しいですが，ウイルスが生息しやすいと考えた場合に，そのような時間・場所に関する明確なデータはないと思います。換気がされていない密室には当然こもります。

　かぜもインフルエンザも，濃厚接触となる状況ほど感染のリスクが高いといえます。満員電車もリスクです。隣の人との距離が近い，閉鎖空間，つり革や手すりに触る…まさに感染しやすい環境です。思いきり歌う，同

じマイクを仲間同士で使い回すカラオケボックスや，密室での長時間の会議なども，実はリスクが高い場所といえます。

Q11 かぜに関する**意外と知られていない情報**はありますか？

A 抗生物質（抗菌薬）がかぜに効かないことを意外に多くの人が知りません。

抗生物質は，細菌（感染症を引き起こす微生物の1つ）には効能があります。しかしかぜは，細菌ではなくウイルスの感染症。抗生物質を投与したからといって何の効き目もありません。医師にかぜだと言ったら抗生物質を出され，それを飲んだから治ったと思っている人もいるでしょう。たいへん申し訳ないのですが，それは抗生物質のおかげではなく勝手に良くなっただけでしょう。「原因がわからないから，細菌の感染だったときのために一応抗生物質を出してしまう」という医師もまだまだいるのです。抗生物質には副作用も多く，安易に飲むことはむしろ危険なのです。

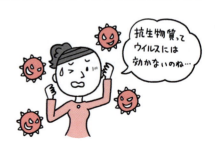

EXERCISE 2 » かぜの予防には何が効果的？

Q12 **かぜ薬を予防目的で飲んでも意味がない**というのは事実でしょうか？

A はい。かぜ薬はあくまでも症状緩和のみです。抗ウイルス作用はありません。

かぜ薬を早めに飲んだほうが悪くなりにくい，こじらせにくいというのは間違いです。

Q13 かぜ予防に最も効果的なことは何ですか？

A 手洗い，これが一番です。速乾性アルコール手指消毒液が使いやすいです（付録②「主な速乾性手指消毒薬の成分と特徴」，p.277参照）。汚れている場合には石けんと流水でしっかり洗いましょう。

最も効果的なのは手洗いで，さらに口や鼻，目を触らないことなども効果的とされます。人間は5分に1回は無意識に顔を触ってしまうので，触らないように注意してもダメです。手をきれいにするしかありません。手洗いでは石けんと流水でしっかりと汚れを落とすことが基本。でも，毎日のなかで何度も手を洗うことは難しいですよね。そこでアルコール消毒が手洗いの代わりになります。物を触る前や触った後，食事をする前にアルコールを手に塗ることを習慣づけてみてください。ただし洗い残し，アルコールの塗り残しがあっては意味がありません。特に，指の間や爪の中などは思っている以上に洗えていないもの。まんべんなく消毒することを心がけましょう。ちなみに，アルコールが効果的ではないウイルスとして，胃腸炎を引き起こすノロウイルスがあることは知っておくべきでしょう。胃腸炎症状の人と接触したときは，原則アルコールは無効と考え，流水での手洗いが重要です。

文献を見ると，咳をするときにティッシュやハンカチで覆うよう子どもに指導するのも効果的です。また，アルコールなどで環境表面を拭くことも効果があるとされます[9)-11)]。

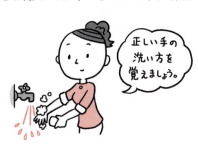

Q14 マスクは効果があるのでしょうか？ また，どんなタイプのマスクがよいのでしょうか？ 会社などでマスクをしている人も多いですが，効果はどれほどなのでしょうか？

A 自分から他人にかぜをうつさないためにマスクは必要です（咳エチケット）。一方，自分がうつらないようにする効果はあまり期待できなさそうです。

　ウイルスを周囲にまき散らさないため，マスクを着けることは大切です。サージカルマスクとよばれる一般的なマスクは，自分の咳やくしゃみによりウイルスを外にまき散らさない効果があります。飛沫感染とその後の接触感染を減らすためにも，かぜをひいているときはマスクを必ず着けましょう。

　では，マスクでかぜ予防はできるのでしょうか？ 結核病棟で使われるような，顔に密着している特製のマスク（N95マスク）では防ぐことが可能です。しかし，市販のマスクはどうしてもすき間ができるため，ウイルス感染を完全に予防することはできないといわれています[12]。ただし，市販のマスクでかぜ予防できるかどうかの十分な実験データがないだけ，という見方もあります。特に満員電車などの密室・密着空間では，しないよりはしていたほうがいいでしょう。大量の飛沫がいつ直撃するかわかりませんよね。大切なのは，マスクをしたからといって絶対に予防できるわけではないということ。手洗い，うがいも重要です。

　日本では，医療関係者が上気道感染予防としてサージカルマスクを着ける傾向にあります。同様のマスクは同じ目的で旅行者でも使われてきています。しかし，日本で行われた研究では，医療従事者を対象にマスクをした群としない群で比較したところ，かぜの割合に差はありませんでした[12]。しかも，マスクをした群で頭痛の頻度が多かったという結果が出ています。

Q15 加湿・保湿にかぜ予防の効果はありますか？

A 真の予防効果は現時点ではなさそうです。

予防効果は期待できませんが，鼻症状（特に鼻づまり）がある場合には加温・加湿は効果的とされます。

Q16 手洗いの正しい方法を教えてください。

A 手洗いは流水と石けんで15〜30秒程度は洗いましょう。特に爪の間には細心の注意を。

正しい手洗いの仕方についてはぜひYouTubeを見てください（"あわあわ手洗いのうた"と検索しましょう。これは感染症の専門医から見てもすばらしいです）。指の間や爪，親指の汚れが残りやすいです（図）。速乾性アル

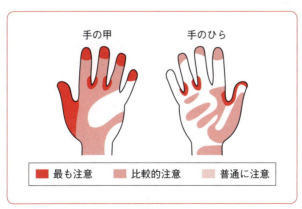

図　手洗いミスの生じやすい部分
〔Taylor LJ：An evaluation of handwashing techniques-1. Nurs Times, 74：54-55, 1978 より〕

コール手指消毒液も良い代替えになります。乾くまでしっかり手になじませましょう（指間，手首も）。ポケットやハンドバッグに入れられるサイズのコンパクトなものもあり，携帯するとよいでしょう。見た目に汚れがある場合は当然，流水で石けんを使った手洗いです。

Q17 かぜの予防にはヨード薬でうがいをするのがよいですか？

A うがいそれ自体は悪いことではありませんが，ヨード薬はあまりお勧めしません。

日本以外でうがいをする習慣のある国は少なく，海外ではあまり推奨されてはいませんが，うがいそれ自体は悪ではなく効果も示されています[13), 14)]。しかし，日本で多用されるヨードの使用はあまり良くなく，むしろ水でのうがいのほうが予防効果は高いとされます。

うがいはかぜの予防としてよく行われています。特に，うがい薬としてヨードの入ったものが現在も売られていますし，その刺激的な味から何となく効果がありそうに思えます。しかし，口腔内はもともと常在菌といって菌がいるのが普通の環境です。よってヨードで菌を全滅させてしまうことは通常の細菌叢を乱してしまいます。また，その刺激性により気道粘膜を傷つける可能性も指摘されています。自分は「無理にうがい薬でうがいしなくても，普通の水や白湯でのうがいで十分ですよ」と説明しています。うがいに決まった方法はありませんが，水かお湯で4〜5回すれば十分でしょう。

Q18 効果的な食事・栄養のとり方を教えてください。

A 「これを食べれば良くなる」というものはこれまで証明されていませんが，水分はきちんととりましょう。

ビタミンやミネラルの研究では，単一成分では十分な効果は証明されて

いませんが，総合的にはあるのかもしれません。単一成分ではビタミンCが一番有力ではあります。やはり偏りのない，過度にもならない適度な食事が重要といえるのでしょうね。

　ちなみにかぜになったときは？ ですが，かぜが治りやすい食事というものは明確にはありません。何よりも大切なのは水分をよくとること。熱に伴い水分の必要量は増しています。ただし，かぜの間はコーヒーを何杯も飲むことは控えてください。コーヒーには利尿効果があり，むしろ脱水になる可能性があります。また，総合感冒薬のほとんどには解熱・鎮痛（特に鎮痛）を目的としてカフェインが入っているので，コーヒーを飲むと過剰摂取となり，動悸や興奮といった副作用が出る可能性があります。

　かぜをひいている間は食欲が落ちます。味覚が鈍ることもあるので，何を食べてもおいしく感じられないことも。すりおろしリンゴを食べる習慣は，ビタミンCなどのビタミン摂取のためでもあるし，食べやすく消化に良い形状だから。おかゆを食べるのも，食欲がないときでも食べやすいため，そしてて水分をとれるからなのです。

Q19 忙しいビジネスマンなどに**お勧めしたいかぜ予防対策**はありますか？

A やはり手洗いですね。ビタミンについてははっきりしたデータがなく，あまり期待できないでしょう。逆にとりすぎに注意が必要なビタミンもあります。そして十分な睡眠です。

　いろいろあるのですが，お勧めというほど十分なデータのあるものは少ないというのが現状です。やってもそれほど効果は証明されていないものでも，やって害があるとかでなくお金が許すのであればやってみたらよいでしょう。信じる者は救われるとも言いますから〔本来は薬効をもたない薬（偽薬，プラセボ）により病気が改善する現象をプラセボ効果と言います〕。試みられているものとしてはビタミン剤やミネラル（亜鉛など）の摂取，ライフスタイルの改善などいろいろあります。

　真にかぜのウイルスに効く栄養素はあるか？ ですが，まだ信頼できるデータはなく，おまじないのような領域ではあります。しかし，特定のビ

タミンや栄養素がかぜのウイルスに効果的かもしれないとはいわれています．ビタミンＣ，そして最近では亜鉛がウイルスの増殖を抑えるという説があります．亜鉛は病院では処方しにくい栄養素ですが，薬局ではサプリメントが売られています．ビタミンＤとＥが良いという実験結果もあります．ビタミンＥには血管拡張作用があることから，血行を良くするといわれ心臓血管疾患の発生も予防するのでは？　とされていましたが，１日に400 IU以上摂取した場合には逆に死亡の可能性が高くなるというデータもあります．どんなことにも言えますが，くれぐれも過剰摂取はしないこと．１日の摂取量を守ってください．どちらにしろ，いまだ信頼できるデータがあるものはない，というのが現実です．

　ビタミンＣについては昔からいわれていますが，十分な効果は証明されていません．ビタミンＣの摂取１日50mgと１日500mgでかぜに対する効果を比較した日本の研究では，500mg群のほうがかぜをひく割合が少ないという結果が出ています（かぜをひいている期間や重症度の差はなし）[15]．一方，ビタミンＣとプラセボで比較をした海外のメタアナリシスでは，かぜに対するビタミンＣの効果は認められませんでした[16]．ということで，効果はないというか，あってもわずかなくらいでしょう．

　ビタミンＤについてはデータが不十分です．また，ビタミンＥについては，１日に200IU摂取すると上気道感染を減らせたというデータはあります[17]．しかし，ビタミンＥについては上記のような問題もあるため注意が必要です．

　その他，整腸薬も"効果があるのでは？"という程度，さらに運動も効果はありそうだけれどもデータ不十分という具合です．そのなかでも睡眠は効果的とはされます．"かぜ症状の人とは可能な限り接触しないようにして手洗いを徹底する"というのが最も効果的と考えます．

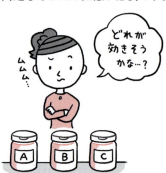

Q20 かぜをひきやすい，うつりやすい人のタイプはどんな人でしょうか？

A 未就学児の子どもの面倒を見ている人はかぜをひくリスクが高いとされます。

乳幼児はウイルスのリザーバーともいわれますので，子どもとの接触はハイリスクです。すぐに手を口にもっていって爪を噛んだりするクセがある人もリスクは高いでしょう。また，不特定多数の人と接触する機会の多い人はリスクが高いことも想像にかたくないと思います。

Q21 かぜをひきやすい人が気をつけることは何ですか？

A 手洗いが一番です。

さまざまなかぜ予防を試しすぎて安心してしまい，手洗いを軽視してしまっているのは，残念ながら本末転倒と言われても仕方がないですね。

EXERCISE 3 » かぜの初期症状がみられたら

Q22 かぜの潜伏期間はどのくらいなのでしょうか？

A 多くのかぜウイルスは24〜72時間とされます。早いと曝露後10〜12時間で症状が出るというデータもあります[4]。

潜伏期間とは，ウイルスに曝露してから症状が出るまでの期間です。多

くは数日以内ですので数日以内にかぜ症状の人と接触していないか？と考えましょう。しかし，共用スペースで環境表面を触ってもらう可能性もありますから，明確な接触ははっきりしないことが多いです。

Q23 かぜ薬は症状がなくなるまで飲むべきでしょうか？

A いいえ，飲み続ける必要はありません。

かぜに効果のある薬が作れたらノーベル賞とよくいわれます。これは，かぜの原因であるウイルスに効果のある薬という意味です。かぜを引き起こすウイルスはたくさんあり，それらに共通して効果のある抗ウイルス薬は現時点ではありません。よって，本当の意味で効果のあるかぜ薬は現時点ではありません。つまり，現在飲んでいる総合感冒薬はあくまでも，喉の痛み，熱，鼻水，咳などをやわらげるための対症療法ですので，咳・鼻水・咽頭痛・発熱などの症状がつらくなければ無理に飲む必要はありません。早めに飲んだからといって早期に良くなるとか悪化を防ぐ効果という意味でのエビデンスはないので，患者さんにもあくまでも症状緩和の目的であることを明確に伝えましょう。症状緩和も重要ですが，本人が欲していないのに飲まなくてはいけないと思って飲み続け，副作用が起こることは避けたいところです。総合感冒薬でも重篤な薬疹を引き起こす可能性がありますし，抗ヒスタミン薬の影響で高齢者では尿閉を来したり，過度な眠気，口渇を引き起こしたり，さらに倦怠感が強くなることがあります。

Q24 お風呂には入ってもよいのでしょうか？

A ダメではありませんが，体温の上昇には要注意。シャワーくらいがよいでしょう。

かぜをひいたらお風呂に入らない，という考え方に根拠はありません。ただし，湯船に入って肩までじっくりつかることは避けたほうがよいでしょう。微熱程度だった体温をワンランク上げてしまい，だるさが強くなることも。しかし体を清潔にすることは大切なので，シャワーは浴びたほうがいいでしょう。何日も体を洗わないでいても，臭くなるだけで早く回復するわけではありません。

日本では，熱があるときは布団に入って毛布を何枚もかけてしっかり温めて汗をかくようにする習慣がありますが，外国では熱が出たら水風呂に入って冷やすという真逆の文化があります。面白いですね。つまり，どっちもいまいちなのです。

Q25 かぜをうつして治すというのは本当ですか？

A いいえ，これはただの迷信です。

かぜのウイルスが近くの人にも感染することは十分に考えられますが，うつしたことで自分が治るということはありえません。たまたまうつした人にかぜの症状が出た頃には，自分はすでに治ってきているだけでしょう。かぜの症状の持続期間は3～7日程度といわれていますから，「人にうつしてやれ！」なんてたいへん迷惑ですのでやめましょう。繰り返しますが，人にうつしたと思ったときには自分が治っているだけと思います。

Q26 体温計の正しい使い方を教えてください。

A 正確に測る場合は10分程度必要です。また，脇の下の挟み方も「斜め下から」が正しい方法です。

体温計には予測式と実測式がありますが，多くの人にはその違いがわか

らず、検温時間が足りていない場合があります。予測式の場合、温度が上がり始めてから10分後の温度を予測するもので、約1分程度で測れるのがメリットですが、あくまで"予測"であることから正確とはいえません。予測式で正確に測ろうとするなら、ピピッと鳴っても10分程度測り続けることが必要になるそうです。実測式の体温計は予測式に比べ正確なのですが、実測式であってもより正確に測ろうとするなら、やはり10分程度の計測が望ましいということです。

　もう一つの理由としては、多くの人が体温計を正しく挟んでいないということがあります。体温計を脇の下に斜め上から挟む人が多いですが、これも間違い。正しくは、斜め下30〜40度の角度で押し上げるように挟まなければなりません。またこの際、脇が密閉されるようにしっかり閉じて、手のひらを上向きにし、肘をわき腹に密着させます。さらに、反対側の手でひじを軽く押さえるのが正しい挟み方ということになります。脇に挟むのは、そうすることで体の深部を作っていると考えてください。このような正しい測り方をしない場合、0.3〜0.5℃くらい低めの表示になってしまう可能性があります。

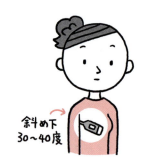

斜め下 30〜40度

Q27 市販のかぜ薬によくみられるピリン系、非ピリン系とは何ですか？

A ピリン系薬剤には非ピリン系薬剤にない副作用があるため注意が必要です。

　ピリン系の解熱鎮痛薬にはアミノピリンやスルピリンなどがあります。非ピリン系の代表としてはアスピリンをあげることができるでしょう（表）。ピリン系解熱鎮痛薬も非ピリン系解熱鎮痛薬も、プロスタグランジンという痛み物質の生合成を妨害するという点では作用はほぼ同じです。ただピリン系の薬剤のほうが、ピリンショックといわれるピリン系薬剤への過敏症による死亡事例が社会問題となったような副作用をもっています。実は、

表　ピリン系・非ピリン系解熱鎮痛薬の特徴

分類		薬物	薬理作用
ピリン系		アンチピリン，スルピリン，イソプロピルアンチピリン	解熱作用はアスピリンやアセトアミノフェンよりやや強い。抗炎症作用はアスピリンにみられるような性質は弱いが，急性炎症の抑制作用をもつ
非ピリン系	アニリン系	アセトアミノフェン，フェナセチン	フェナセチンは体内でアセトアミノフェンになって作用を現す。体温調節中枢に作用して解熱，抗炎症作用は極めて弱い
	サリチル酸系	アスピリン，サリチルアミド，エテンザミド	アスピリンは中枢性の解熱作用があり，特に末梢性の抗炎症作用が強い。サリチルアミドの解熱作用はアスピリンよりやや弱いが，エテンザミドは作用も強く持続性である
	アリル酢酸系	インドメタシン，ジクロフェナクナトリウム	抗炎症・解熱作用は強力
	プロピオン酸系	イブプロフェン，ケトプロフェン，ナプロキセン	イブプロフェンの抗炎症・解熱作用はアスピリンよりかなり強い
	フェナム酸系	メフェナム酸	抗炎症・解熱作用はアスピリンよりやや強い

死亡事例が起こったためにピリン系・非ピリン系の表示を行わなければならないことになったのです。ピリン系薬剤は低体温・低血圧・感染症の悪化など，非ピリン系には認められない副作用ももっています。両者に共通なのは胃障害でしょうか。市販の総合感冒薬でも最近ではピリン系が入っているものは少ないと思います（例：プレコール®持続性カプセル）。

Q28 かぜ薬の種類は？　市販のかぜ薬のCMのように，喉・鼻・熱で分けられるものなのでしょうか？

A あくまで対症療法ですので，特にどの症状が強いかにあわせて，その症状に効果的な成分が十分量入っている薬を選ぶとよいでしょう（付録①「主なOTC薬の成分一覧表」，p.243参照）。

一般的な総合感冒薬であれば，咳・鼻・喉症状どれに対しても万遍なく

効果を発揮するように配合されていますが，製剤によって種類やそれぞれの量の違いはあります。個人的にはさまざまな成分が入っているから良いとは思いません。一番つらい症状に効果のある成分が十分入っているか？が大切です。

Q29 かぜで病院に行ってもよいでしょうか？ また，どの科にかかればよいのでしょうか？

A 病院に行っても原因ウイルスの特定や根本治療はできません。また，かぜではない患者さんにかぜをうつすことにもなります。かぜ以外が心配であれば受診しましょう。

自分が感染したかぜのウイルスを判別することは，病院に行ってもほぼ不可能です。医師は，喉の痛み，熱，くしゃみ，鼻水，咳のなかで特につらい症状を聞いて，それを緩和する薬を処方することしかできません。そのため，病院に行っても特にメリットもないどころか，逆に寒いなか外出したり，長時間待たされることによって症状を悪化させてしまったり，何より他の患者さんから胃腸炎などの別の感染症をもらってしまう可能性があります。さらには別の患者さんにかぜをうつしてしまうことにも。症状が著しく悪く，重篤な病気が隠れていそうな場合は診察の必要性がありますが，それほど症状がつらくなければ自宅で暖かく安静にしていることが賢い選択の一つだといえます。まずは薬局で相談できることが大切ですね。

日本は医療アクセスに関してはフリーアクセスの形態をとっていますので，病院に行ってはいけないという言い方はありません。科としては，成人では内科（一般内科，総合内科，呼吸器科）もしくは耳鼻科になると思います。開業されている内科であればどこでもOKです。行くと多くは初診料がかかると思います。また，診察まで時間がかかるわりには3分診療という可能性もあるでしょう。他のウイルスをもらってくることだけは避けたいので手洗いなどしっかりしてください。

> **Q30** かぜの初期症状が出た場合に，職場で気をつけるべき留意点はあるでしょうか？

> **A** 咳エチケットについて，きちんと理解しておきましょう。咳・くしゃみをするときは口と鼻をティッシュなどでカバー，とっさの咳・くしゃみは手ではなく袖や上着の内側で覆います。

社会人としてかぜをひいて困るのはあなただけではありません。やはり咳エチケットなど周りへの配慮が必要でしょう。また，大切なこととしては，話がそれますが，きちんと休める職場づくりが大切です。自分が休んだとしても代わりに誰かが対応できるようなシステムづくりが重要です。かぜに限らず，急なけがや家族の事情など急に休まなくてはいけない状況は多々あります。会社の経営の安全のためにもそのようなシステムづくりは重要でしょう。

> **Q31** その他，かぜの初期症状がみられたら気をつけなければいけないことはありますか？　また，お酒やタバコは控えるべきですか？

> **A** かぜの3症状が急性に同時に同程度あれば気をつけるべきは，人にうつさないようにすることです。また，後述するような病院受診を必要とする症状が出ないかにも注意が必要です。

お酒とかぜの因果関係を示す明確な実験データはありません。ただ，深酒はしないほうが無難。飲みすぎると体が疲れて，かぜが長引いてしまう原因になるでしょう。またお酒を飲むと，寝つきは良いのですが，睡眠が浅いため十分な睡眠にはなっていないといわれています。また，喫煙者は慢性的に気管に炎症があるため，かぜで咳の症状が長引きやすいといわれています。咳がなかなか治らないと言って病院に来る人は，喫煙者であることが多いです。ただでさえ

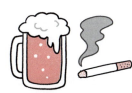

お酒はほどほど
タバコは控えましょう。

ウイルス感染で喉や気管に炎症が起きているのに，さらにタバコで刺激を与えたら火に油を注いでいるようなもの。少なくともかぜが完治するまではタバコは控えましょう。せっかくですので，これを期にタバコはやめませんか？

EXERCISE 4 >> かぜがひどくなったら

Q32 かぜの重症化で起こりうる病気にはどんなものがあるのでしょうか？

A 肺炎，副鼻腔炎，中耳炎など細菌感染の合併には最も要注意です。重症化するかどうかを判断するポイントを押さえましょう。

かぜによって炎症を起こしている気道の粘膜に，二次的に細菌がついてしまうこと，細菌の感染症＝合併症です。成人で最も多いのは肺炎。さらに細菌性の副鼻腔炎，細菌性の中耳炎（成人がかかる可能性は低い）になる可能性もあります。かぜが治りかけたと思ったのにまた体調が悪化したときが，受診の見極めのタイミングです。

特に重症な病気かを判断する1つ目のポイントは，「38℃以上の高熱が3日以上続いている」。歯がガタガタと震えるほどの寒気を感じる「悪寒戦慄」が出ている場合は危険シグナル。細菌感染している可能性が高いです。悪寒戦慄があれば3日も待たずに受診しましょう。2つ目は，「肺に持病があり，38℃の熱が出た」という人。このような肺に基礎疾患のある人は肺炎を起こすことが多いので，自分で判断しないほうがよいでしょう。3つ目は，かぜのひき始めから「2〜3週間たっても咳が続いている」場合。ここまで長引くと，かぜ以外の病気の可能性，特に結核の可能性も考えられます。日本は先進国のなかでは結核患者が多い国で，結核の症状はかぜの初期症状と似ているため見過ごしやすいのです。昔の病気ではありません。4つ目は，「咳をすると胸が痛い」，「呼吸が苦しい」，「痰に血が混じる」場合。こんなときは肺炎や結核，最悪の場合は肺がんということも考えられます。以上4つのどれかにあてはまったら，すぐに病院に行きましょう！

Q33 かぜがひどくなるのは、人の体の中でどのようなことが起こっているからですか？

A "症状＝各部位の炎症"はウイルスが体から排泄されている過程でもあります。熱が出るのも体がウイルスと闘っているからで、無理に薬で下げる必要はありません。

　かぜの症状（咳、鼻、喉）には程度の差があるものと心得てください。かぜのそれぞれの症状はその炎症によるものですが、炎症が起こっている理由の一つとしてウイルスの排泄があります。そのため、熱や咳などの症状を止めることは必ずしもよいとは限りません。生体の防御反応の一つでもあります。

　熱が出るというのは、体がウイルスと闘っている証拠。かぜがひどくなったと考える人も多いかと思いますが、これはウイルスの増殖を抑えるごく自然な人間の防御機能とされています。そのため、熱があってもつらくなければ無理に解熱薬を使う必要はありません。通常のかぜでは、最初の1〜2日ほど熱が出る場合があります。しかし高熱が長く続くことはなく、熱が上がっても38℃未満であることが普通。自然と熱は下がるので、焦らずに安静にしておくことが第一です。ただし体が震えるほど悪寒がする場合は、かぜではなく別の病気の可能性が。すぐに病院に行きましょう。かぜの3症状のどれかがあって38℃以上の高熱が3日以上続いた場合は、かぜではなくインフルエンザや他の病気の可能性を考えましょう。

Q34 かぜだと思っていたら別の病気だったということは考えられませんか？　病院に行かなくて大丈夫でしょうか？

A かぜに似た症状でも、実はもっと重い病気だったということはありうることです。病院を受診したほうがよいタイミングは、以下の症状があるときとされます。

①38℃以上の発熱が数日続くとき、さらに悪寒戦慄（体がガチガチして止

まらない）を伴う，食事がとれない
②肺気腫など肺の病気がある人で熱があるとき
③10日間以上咳が続くとき
④咳をすると胸が痛む，呼吸が苦しい，血痰が出るなど
　「かぜではない別な病気では絶対（100％）ないんですか？」という言い方をされると，医師といえども100％なんて口が裂けても言えないですね。いま大丈夫でも今後上記サインが出ないかを見逃さないように注意しましょう。

Q35 汗をかくと熱が下がるというのは本当でしょうか？

A よく言われることですが，布団を重ねたり，厚着をして寝たりして汗をかいたからといって良くなるわけではありません。

　汗をかくことで発生する気化熱が体温を下げることは確かに事実です。しかし，熱はあくまで体がウイルスを退治しているという現象の一つなので，汗をかいただけで治るわけではないのです。熱が下がったのは汗をかいたからではなく，汗をかく頃には体がウイルスの増殖を抑え込んでいて，熱はピークを超えているだけと考えたほうがよいです。

Q36 水枕やおでこに貼る冷却シートのようなものは解熱効果があるのでしょうか？

A 水枕は首をしっかり冷やせばそれなりの効果はあるでしょう。おでこに貼る冷却シートによる解熱効果は難しいところですが，気持ちよい効果はありそうです。

　医療の世界ではしっかりと解熱をする場合には3点クーリングといって，首・脇・鼠径部の3カ所をしっかりクーリングします。これは，この3カ所に太い大きな静脈が走っており，その血液が冷やされることによる全身の

解熱を期待しています。特に頸部にしっかりと当てるようにするとよいでしょう。おでこには小さな血管くらいしか走っていないので，おでこに貼る冷却シートでは体全体の熱を下げる効果は期待しないほうがよいでしょう。しかしとっても気持ちはいいですし，害はほとんどありませんので，むげに否定するものではないと思います。熱はつらくなければ（消耗して大変でなければ），無理に下げるものでもないということも忘れないようにしましょう。

> **Q37** どうしても会社を休めない場合，どのようなことに気をつけたらよいでしょうか？
>
>
> **A** かぜのウイルスを少しでも拡散させないよう心がけるのも，ビジネスマンのマナー。うがい，手洗い，マスクは基本です。また，携帯用の消毒アルコールを使うのも一つでしょう。

特に手洗いとマスクは，かぜをひいてからもやるべき大事な事柄です。さらにお勧めなのが，薬局などで販売している携帯タイプの消毒用アルコール（速乾性アルコール手指消毒液）。会社や外出先でも簡単に使えます。何かを触る前後や，食事前に手に塗りましょう。手指消毒は手軽さが重要ですので，携帯タイプがお勧めです。かぜで会社を絶対に休まなければいけないということはありません。周りにうつさないように配慮しましょう。

一方，インフルエンザはその感染力と重篤性から休むことをお勧めします。しかし，いわゆる就業制限とするかどうかは会社で決めていただく必要があります。医師が患者さんに休むことを義務づける感染症ではありません（学童については，発症後5日間，かつ解熱後2日間の出席停止が学校保健安全法で定められています）。

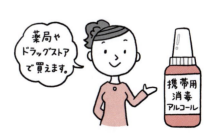

Q38　かぜとインフルエンザの違いは何ですか？

A 感染によって死亡する可能性がある人がいること，また特定の時期に大流行を起こすことが，かぜとは違うインフルエンザの特徴です。

インフルエンザもかぜと同じく，ウイルス性の上気道感染症です。ほとんどの場合自然に良くなることからも，かぜの一部とも考えられます。ただしインフルエンザが特徴的なのは，新生児，小児，高齢者，心・肺に持病がある人，免疫不全の人など「特定の人たちが亡くなる可能性がある」こと（通常のかぜで死亡することは極めてまれ）です。そして，「毎年ある時期に大流行を起こす」こと。そういう意味で，かぜとは区別されるのです。

インフルエンザは38℃以上の高熱が出ることと，関節痛，筋肉痛，倦怠感が強いのも特徴です(表)。しかし健康な成人であれば，実は薬を飲まなくてもいずれ良くなる病気です。病院で処方されるインフルエンザの薬はウイルスの増殖を抑えているにすぎず，死滅させているわけではありません。よって健康成人では数日経ってから飲んでも効果はあまり期待できません。

インフルエンザウイルスは毎年少しずつ変異をしているため，毎年かかる可能性があり，毎年変異するのですが，その変異は予想できないので完全な対策はとれないのです。

Q39　インフルエンザだった場合は，どのように療養するのが正しいのでしょうか？

A 特に心・肺に基礎疾患がない成人であれば通常のかぜと変わりません。可能であれば症状が出てから5日間は休めたらよいですね。ウイルス排泄期間は一般的には症状が出てから5〜7日とされます。

感染力の点からも，他の同居者やハイリスクな人（例えば妊婦や介護して

Step 1 知っておきたいかぜのQ&A 50

表 かぜかインフルエンザか？

	かぜ	インフルエンザ
発熱	まれ	多くは高熱(37.8〜38.9℃，ときにさらに高熱に，特に小児で)；3〜4日続く
頭痛	まれ	よくある
全身の痛み	軽い	しばしば重度
倦怠感，脱力	ときどき	通常ある；2〜3週間続くこともある
過度な疲労	ほぼない(Never)	通常ある；病初期に
鼻づまり	よくある	ときどき
くしゃみ	通常ある	ときどき
咽頭痛	よくある	ときどき
胸部不快感，咳	軽度から中等度；短い空咳(ゴホンゴホンと咳をする)	よくある；重度になりうる
治療	抗ヒスタミン薬，うっ血除去薬，解熱鎮痛薬(イブプロフェンなど)，ナイキサン，アセトアミノフェン	抗ウイルス薬(医師の診察を)，解熱鎮痛薬(イブプロフェンなど)，ナイキサン，アセトアミノフェン
予防	頻回の手洗い，かぜの人との接触を避ける	ワクチン，抗ウイルス薬(医師の診察を)，頻回の手洗い，かぜの人との接触を避ける
合併症	鼻閉，軽度の耳感染，喘息，気管支炎	気管支炎，肺炎，ときに重篤に

〔National Institutes of Health：Is it a cold or the flu? (http://www.niaid.nih.gov/topics/Flu/Documents/sick.pdf) より〕

いる老人がいるなど)への接触は控えるほうがよいでしょう。

Q40 看護する，またはされるときのポイントはありますか？

A 「うつさないように，うつされないように」という考えが大切です。

マスク・手洗いなどでお互いにしっかり感染対策をしましょう。かぜの人の寝る部屋と分けるのも効果的です。しっかりと水分と栄養をとって，

会社などを休めるのであれば休むのがよいでしょう。それは感染性の点からもそうです。看護という意味では，部屋を暖かくして加湿すると鼻づまりなどの鼻症状が良くなりやすいとはされます。特に害もないとされます。

EXERCISE 5 >> かぜの治りかけ，こじらせない方法は？

Q41　かぜをぶり返すのはなぜでしょうか？

A　新しいウイルスをもらったのか，それとも細菌の二次感染かを分けて考える必要があります。

これまでに述べたように，かぜを引き起こすウイルスはごまんといますので，病院に頻回に受診したりして新たなウイルスに感染しているだけかもしれません。細菌感染の場合は，症状がかなり強くなります（耳が痛い，ほっぺが痛い，歯が痛い，悪寒戦慄を伴う発熱が出るなど）。本書を利用して"かぜのぶり返し"を丁寧にひもとけるようになりましょう。

Q42　かぜをひかないためには免疫力を高めることが大切と聞きますが，具体的にどのようなことをすればよいのですか？

A　そもそも何を免疫力としているのか，確かな定義はありません。あまり周囲の不確かな情報にとらわれず，健康的な生活を心がけましょう。

免疫というものは確かにありますが，"免疫力"とは何を指しているのでしょうか。免疫に関わる物質，例えば免疫グロブリンの活性を高めるという意味でしょうか。本当に免疫力が高まっているのかどうかの評価は難しく，それを高める方法は定かではありません。ストレスを減らせばよいという話もありますが，ストレスそのものすら定義が難しいのが事実。運動と

かぜの因果関係も免疫力を高めているのでは？ という言い方でよさそうというデータはありますが，十分な効果は実は証明されていないのです。白血球が免疫力を司っていたり補体系も大切であったりと，免疫力に関わりそうなものにはさまざまな要素があります。だからこそあまり「免疫力を高める」という文句だけに振り回されないようにしたいところです。何かだけをやればよいとかはありません。また，どんなことも「過ぎたるは猶及ばざるが如し」と考えましょう。無理をせずに健康的な生活をすること，そしてうがい，手洗いが最も大切なのです。そのなかでもいまは十分な睡眠が効果的とはいわれます。

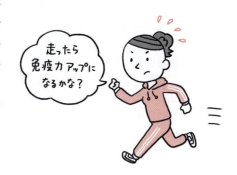

Q43 ストレスも免疫力を下げるといいますが，その対処法や，免疫力を下げる原因は他にもありますか？

A ストレスや不眠はかぜにかかりやすくするかもしれないというデータはありますが，その根本的な解決に対して医師が対処することは残念ながらできません。

"病は気から"という言い方はそれなりに正しいと日々感じます。自分で病気を作らないようにはしたいですね。

Q44 ストレスに曝され，日常生活も不規則になりがちな社会人が，気軽にできる免疫力アップの方法があれば教えてください。

A 医学的にそれを提示することは難しいといえます。日常生活が不規則（睡眠不足，食事の栄養バランス改善も無理）であるという前提ですので。また，免疫力アップの定義が難しいと思います。できることは上記どおりで，うがい・手洗い，適度な運動・睡眠，マスクの着用です。サプリメントでビタミンCや亜鉛などをとることは，害のない範囲であればやってもよいとは思います。

Q45 かぜをひかない人に共通するような特徴や習慣はありますか？

A 医学的なデータはありませんが，バランスの良い食事，適度な運動・睡眠，うがい・手洗いをきちんとする人がかぜをひきにくい傾向があります。

　このほかにマスクの着用，サプリメントなどでビタミンCをとることもまったくの無駄とはいえないでしょう。あと，口などに手がいきやすい人もかかりやすいでしょうね。

　これまでの研究では，精神的なストレスはかぜのリスクになるという報告[18]，中等度ないし適度な身体的運動はかぜのリスクを減らすという報告[19]，少ない睡眠時間や不規則な睡眠のとり方はかぜのリスクを高めるという報告があります[20]。なお，寒冷な環境がかぜを引き起こしやすいという明確なデータはいまのところありません。上気道感染の重症度を高くする要因としては，基礎的な慢性疾患（特に心・肺疾患）があること，先天性の免疫不全疾患，栄養失調，喫煙とされています。

| **Q46** | かぜの特効薬や，かぜをひかなくなるような未来はありえるでしょうか？ |

A 特効薬が作られる可能性は十分あると考えます。

特効薬には期待したいですが，ウイルスなどの微生物がいなくなることはないと考えます。真のゴールは正しい知識をもって賢く共存していく社会を目指すことではないでしょうか。やはり予防が大切ですが，医師に対するアンケート調査によれば，「最も効果的であると思う（お勧めをする）かぜの予防方法」で最も多かったのは「手洗い」で43.0％でした。続いて，うがい（24.7％），マスク（23.7％），加湿器・空気清浄機（8.6％）という順位でした（図）。

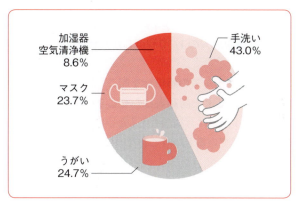

図　かぜの予防方法で最も効果的と思うものは？
〔MedPeerアンケート調査（期間：2012年11月28日〜12月4日）より〕

EXERCISE 6 >> その他の豆知識

Q47 かぜをひいたら母乳をあげてはダメですか？

A 一般的なかぜのウイルスが母乳移行することで問題となることは示されてはいません。しかし，何らかの薬を飲んでいる場合は母乳移行があるかどうかを確認しましょう。

Q48 おじいちゃん，おばあちゃんはかぜをひきやすいのですか？

A 「かぜは万病のもと」だから注意しろといいますが，高齢者は健康成人の1/10程度しかかぜをひかないといわれます。

　一般的に高齢者はウイルスの感染症を起こしにくいとされます。それだけ曝露されているわけです。高齢者はかぜよりは肺炎を考えたほうがよいでしょう。ちなみに「かぜは万病のもと」といいますが違いますよね。万病の初期症状はかぜに似ているということなのでしょう。

Q49 プラズマクラスターやクレベリンなどには効果がありますか？

A 医療従事者が積極的に推奨するような大規模臨床試験に基づいた臨床的な効果は示されてはいません。

　企業のデータでウイルス除去効果が示されているとしても，その結果，そのウイルスに感染しないかどうかは別の問題です。慎重な判断が必要です。また，それによる害は本当にないか？　もまだまだデータが十分とはい

えません。使っちゃダメとは言いません。各自の自己責任のもと家計も圧迫しなければ検討してもよいでしょう。

Q50 咳をやわらげる効果的な方法は何かないでしょうか？

A 小児の咳のデータですが，ハチミツは効果がありそうだという傾向はあるようです[21]。実際，エビデンスの質的にも良いとされるランダム化比較試験もあり，効果が期待できそうです。

　自分もよく感冒後咳（感冒後咳についてはp.71参照）になるのですが，市販のハチミツ入りののど飴をなめてしのいでいます（成人に効果があるというデータはなさそうですが）。あと，咳が悪くなる原因として精神的な側面も指摘されています。精神的に不安定な女性に原因不明の咳が多いというのもあります。自分は，先行する咽頭痛が明確にあれば感冒後咳として気にしない，というのを心がけています。ちなみに，小児にハチミツを与える際には1歳未満にはボツリヌス中毒の危険性があるので投与しないよう注意しましょう。

▶引用文献

1) Sexton DJ, et al：The common cold in adults：Diagnosis and clinical features. UpToDate, 2014 (http://www.uptodate.com/contents/the-common-cold-in-adults-diagnosis-and-clinical-features)
2) Fendrick AM, et al：The economic burden of non-influenza-related viral respiratory tract infection in the United States. Arch Intern Med, 163：487-494, 2003
3) Kirkpatrick GL：The common cold. Prim Care, 23：657-675, 1996
4) Heikkinen T, et al：The common cold. Lancet, 361：51-59, 2003
5) Sung RY, et al：Seasonal patterns of respiratory syncytial virus infection in Hong Kong：a preliminary report. J Infect Dis, 156：527-528, 1987
6) Jackson GG, et al：Transmission of the common cold to volunteers under controlled conditions. IV. Specific immunity to the common cold. J Clin Invest, 38：762-769, 1959
7) Hendley JO, et al：Viral titers in nasal lining fluid compared to viral titers in nasal washes during experimental rhinovirus infection. J Clin Virol, 30：326-

328, 2004
8) Douglas RG Jr, et al : Quantitative rhinovirus shedding patterns in volunteers. Am Rev Respir Dis, 94 : 159-167, 1966
9) Lee GM, et al : Illness transmission in the home : a possible role for alcohol-based hand gels. Pediatrics, 115 : 852-860, 2005
10) Sandora TJ, et al : A randomized, controlled trial of a multifaceted intervention including alcohol-based hand sanitizer and hand-hygiene education to reduce illness transmission in the home. Pediatrics, 116 : 587-594, 2005
11) Turner RB, et al : Virucidal hand treatments for prevention of rhinovirus infection. J Antimicrob Chemother, 56 : 805-807, 2005
12) Jacobs JL, et al : Use of surgical face masks to reduce the incidence of the common cold among health care workers in Japan : a randomized controlled trial. Am J Infect Control, 37 : 417-419, 2009
13) Sakai M, et al ; Great Cold Investigators-I. : Cost-effectiveness of gargling for the prevention of upper respiratory tract infections. BMC Health Serv Res, 8 : 258, 2008
14) Satomura K, et al ; Great Cold Investigators- I. : Prevention of upper respiratory tract infections by gargling : a randomized trial. Am J Prev Med, 29 : 302-307, 2005
15) Sasazuki S, et al : Effect of vitamin C on common cold : randomized controlled trial. Eur J Clin Nutr, 60 : 9-17, 2006
16) Douglas RM, et al : Vitamin C for preventing and treating the common cold. Cochrane Database Syst Rev, (3) : 2007
17) Meydani SN, et al : Vitamin E and respiratory tract infections in elderly nursing home residents : a randomized controlled trial. JAMA, 292 : 828-836, 2004
18) Cohen S, et al : Psychological stress and susceptibility to the common cold. N Engl J Med, 325 : 606-612, 1991
19) Nieman DC : Exercise, upper respiratory tract infection, and the immune system. Med Sci Sports Exerc, 26 : 128-139, 1994
20) Cohen S, et al : Sleep habits and susceptibility to the common cold. Arch Intern Med, 169 : 62-67, 2009
21) Cohen HA, et al : Effect of honey on nocturnal cough and sleep Quality : a double-blind, randomized, placebo-controlled study. Pediatrics, 130 : 465-471, 2012

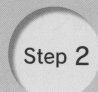
Step 2

痛みを見極める

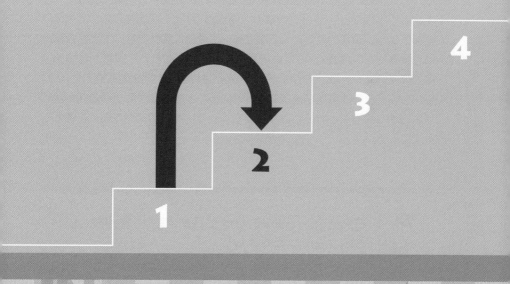

Step 2　痛みを見極める

7 せっかくの週末なのに頭が痛くて
頭痛①

前項のおさらいと本項のねらい

　前項ではStep 1のおさらいとして，咳でもやや長引く咳を訴える患者さんについて考えてみました。咳は薬局でよく聞かれる症状で，「長引く咳＝すべて医療機関受診」とするのは簡単です。しかし，3週間以内の咳でしかも丁寧な病歴聴取で明らかに感冒後咳を疑う経過で，発熱や呼吸苦，胸痛，血痰などがなければ，急いで医療機関を受診させなくても3週間程度は様子をみてもよいことを確認しました。しかし，日本は結核が多い国ですので3週間以上続く咳の場合や微熱・倦怠感を伴う場合，結核曝露歴に注目し，それがある場合には医療機関を受診させるのがよいでしょう。

　さて，本項からはStep 2「痛みを見極める」として頭痛について考えてみましょう。頭痛の原因として最も多いのは脳に病気のない1次性頭痛という頭痛持ちの頭痛で，いわゆる頭痛3兄弟といわれる片頭痛・緊張型頭痛・群発頭痛であり，さらにそのほとんどは片頭痛と緊張型頭痛でしょう。しかし，そこには重篤な疾患も隠れていることがあり注意が必要な主訴です。適切に病歴をとれることが重要です。では実際の症例をもとに考えてみましょう。

　薬局に30代前半の女性が「頭が痛くて薬が欲しい」と言ってやってきました。

患　者：頭が痛くって…。せっかく週末で出かけようと思っていたのに，こんなんじゃ出かけられないわ…。

薬剤師：それはおつらいですね。いつからあるのですか？

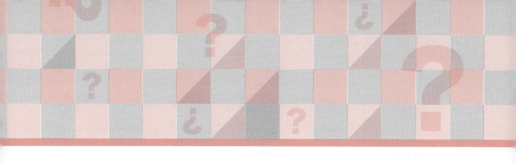

患　者：今朝からです。

薬剤師：そうですか，それは大変ですね。ほかに症状はありますか？

患　者：ちょっと吐き気もして，1回吐いちゃいました。

薬剤師：❶そうですか。お腹が痛いとか下痢はありますか？

患　者：それはないですね。

薬剤師：熱は何℃くらいですか？　熱はありますか？

患　者：❷熱ですか？　測ってませんが…ないと思います。早く痛み止めください。ロキソニン®Sでしたっけ…。

薬剤師：あっ，わかりました，もう少しお話を聞かせてください。❸以前似たようなことはありましたか？

患　者：ときどきあります。いたたた…，早くしてよ。

❶ 胃腸炎で頭痛が出ることもあるので，きちんと腹痛・下痢がないかを確認しましょう（胃腸炎の3症状チェック，p.176参照）。

❷ 患者さんの雰囲気を察することも重要ですね。どうしても聞きたい質問であれば「大切な質問なので」と前ふりをするとよいでしょう。

❸ 以前に似たようなことがあれば，頭痛持ちのいつもの頭痛を疑いますね。

➡ さて，この患者さんにあなたはどのように対応しますか？

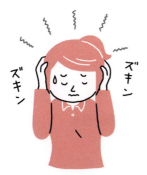

117

7 頭痛① せっかくの週末なのに頭が痛くて

解説

頭痛を訴える患者さんにかぎらず，病歴聴取をする際全般のコツ

　薬剤師さんが一生懸命病歴を聞いていますが，患者さんは痛みがつらくて早くしてほしいのでイライラしていますね。病歴はやみくもにとると時間が過ぎるだけです。どんな病気を考えているか，何のために何を聞きたいのかを明確にして病歴をとることが重要です。しかし，このシチュエーションのような患者さんとのやり取りは薬剤師さんにかぎらず，医師でも研修医によく見かける光景です。最初からうまく病歴聴取ができる医師もいませんので，あきらめず頑張りましょう。薬学的臨床推論（pharmaceutical clinical reasoning）は薬局薬剤師さんに必要な学問ですが，的を絞った病歴聴取はすぐに明日から誰でもできるものではありません。日々患者さんと対峙してしっかり勉強し続け，経験を積むことが重要です。とは言いつつも，何とか的を射て聞きたいものです。そこで，病歴を聞くときのいくつかのコツをご紹介します。

1．鑑別疾患にも考える優先順位がある。3Cに注目！

　患者さんから病歴を聞く場合には，基本的には疑わしい疾患をイメージしながら聞くことになります。薬局薬剤師さんがすべての疾患を網羅的に考えて聞くべきとは思いません。しかし，患者さんにアプローチする場合のこのスタンスは変わらないでしょう。ただ，疑わしい疾患（鑑別疾患）を考えると言ってもどのように考えてよいかわかりにくいでしょう。医師だって，常に網羅的にすべての疾患なんか考えて診療はしていないのです。鑑別疾患を考える際には，次の3Cに注目して考えるとよいとされます。

ここがPOINT

鑑別疾患を考えるうえで注目すべき3C

① Common　　よくある疾患
② Critical　　　見逃してはいけない疾患
③ Curable　　 治療可能な疾患

疾患を想起するとしても，このような側面で考えることが効率的とされます。ここでさらに大切なコツとして以下のことがあげられます。
- 3Cそれぞれに同じ鑑別疾患が並んでもよい
- あげる疾患は多くてもそれぞれ3疾患以内にする癖をつける
- 治療可能な疾患とは，「頻度は低いかもしれないが，治療可能なので考慮すべき疾患」と考える
- 大切なのは①であり，②や③は必ずしも3疾患もあげられなくてもよい（レッドフラッグサインのチェックが大切）

このようにすることで，より実践的に考えられるようになります。1つの例をご紹介しましょう。

【3Cをもとに事例を検討】
症例）特に基礎疾患のない40代前半の女性が明け方くらいからの心窩部痛，吐き気・嘔吐を訴えている
Common：①急性胃腸炎，②消化性潰瘍，③胆石発作
Critical ：①虫垂炎，②心筋梗塞，③十二指腸潰瘍穿孔・出血
Curable ：①大動脈解離，②妊娠など

2．症状を聞くときはOPQRSTに注目して聞く！

患者さんが何らかの症状を訴えている場合には，何かいろいろと聞かないといけないと思いつつも，何をどう聞いたらよいかが最初はわかりにくいでしょう。疾患ごとに注目すべき病歴があり，それを的確に聞くことができればいい訳ですが，それを身につけるには時間と経験が必要になります。とは言いつつも，病歴聴取の際に役立つフォーマットのようなものがあればと思うでしょう。すべてにあてはまるものではありませんが，症状をより具体的に漏れなく聞くためのフォーマットがあり，最初はこれに準じると漏れなく効率的に聞けると思いますのでご紹介します。それがOPQRSTです。

7 頭痛① せっかくの週末なのに頭が痛くて

> **ここがPOINT!**
>
> ### 症状を効率的に漏れなく聞くコツ「OPQRST」
>
> - O（Onset）：発症形態
>   いつからどのようにして始まったか
> - P（Provocative&Palliative）：増悪・緩解因子
>   何をしたら良くなる/悪くなるか
> - Q（Quality）：性状
>   どんなタイプの症状か
> - R（Region/Related symptom）：部位/随伴症状
>   場所は？/他の症状は？
> - S（Severity）：程度
>   どのくらいつらいか
> - T（Time course）：時間経過
>   症状の時間での変化は？

　このOPQRSTは特に痛みを訴える場合に有用とされますが，痛み以外でも共通に使えることが多いでしょう．発症形態とは急なのかゆっくりなのかということです．増悪・緩解因子は「どうすれば痛みますか？」，「どうすれば和らぎますか？」と聞くとよいでしょう．症状の性質は「どのような感じの痛みですか？」と聞けばよいのですが，患者さんが答えにくそうなときには「チクチクですか？　ズキンズキンですか？　焼けるような痛みですか？」と具体的に聞くのがよいでしょう．部位は具体的に指し示してもらいましょう．随伴症状に関しては「痛みのほかに症状はありますか？」，程度に関しては「一番痛いのを10とするといくつくらいですか？」と聞くとよいでしょう（図1）．時間経過に関しては「持続的ですか？　波がありますか？（間欠的か）」，「良くなっていますか？　悪くなっていますか？」と聞くとよいでしょう．このOPQRSTを使うと聞き忘れが減るでしょう．

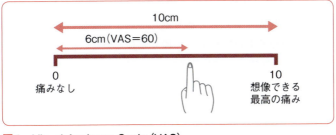

図1　Visual Analogue Scale（VAS）

頭痛の原因で最も多い疾患とそれに注目した病歴聴取とは？

　頭痛だけで鑑別疾患をあげるときりがありません。しかし，その原因を1次性頭痛（脳に器質的疾患のない頭痛持ちの頭痛）と2次性頭痛（脳に器質的疾患のある頭痛），その他に分けると簡単に以下のようになるでしょう[1]。

1次性頭痛	2次性頭痛	その他
片頭痛	クモ膜下出血	帯状疱疹
緊張型頭痛	髄膜炎	副鼻腔炎
群発頭痛	脳腫瘍	高血圧性脳症
アイスクリーム頭痛	慢性硬膜下血腫	緑内障発作
感冒に伴う頭痛	低髄圧症候群	側頭動脈炎

　頭痛の原因疾患はこれでも多くてうんざりですが，実際の現場ではそのほとんどが片頭痛と緊張型頭痛であり，ここの見極めと対応を知ることが重要となります。「重篤な2次性頭痛かも」などと考えるととても難しい主訴なのですが，最初に次の2つの質問をして両方ともYesであれば，ひとまず片頭痛か緊張型頭痛としてアプローチすることになります。

ここがPOINT！
頭痛を訴える患者さんに最初に聞く2つの質問

①これまでも同じような頭痛を何度も経験していますか？
②程度は違うかもしれませんが，性質はいつもと同じですか？

7 頭痛① せっかくの週末なのに頭が痛くて

質問①は「慢性の1次性頭痛は，繰り返している病歴がある」ということの確認でとても重要です．もし繰り返していない初発のものであれば医療機関の受診を勧めてよいでしょう．繰り返していない初発の片頭痛や緊張型頭痛を薬局で判断するのはリスクが高いでしょう．

また，繰り返す病歴があっても，新たに2次性の頭痛が起こった可能性もあります．そう考えると全員が医療機関を受診しないといけなくなり，全員にCTなどの画像検査が必要となります．ここも質問②のようにいつもとの違いを聞くことが重要です．この2つの質問の両方にYesであれば，ひとまず慢性頭痛としてのアプローチになります[2]．

片頭痛かどうか？ POUNDing criteriaを使う

片頭痛も緊張型頭痛も症状が強くなければ，ひとまず薬局で出せるNSAIDsやアセトアミノフェンでもよいでしょう．しかし片頭痛であれば，誘因となる事項やライフスタイルの病歴を聴取しその改善を試みることができますし，改善しない場合などは医療機関を受診していただき，トリプタン製剤を医療機関で処方してもらうように説明することもできます．ではどのようにして片頭痛かどうかを区別したらよいでしょうか？ 片頭痛と緊張型頭痛の混合型頭痛の患者さんも多くクリアカットにいかないことも多いですが，POUNDing criteriaが参考になります．

【片頭痛診断のためのPOUNDing criteria】
① **P**ulsatile quality（拍動性かどうか）
② **D**uration 4〜72 hours（持続時間が4〜72時間）
③ **U**nilateral location（片側性かどうか）
④ **N**ausea and Vomiting（吐き気・嘔吐があるか）
⑤ **D**isabling intensity（日常生活困難になるほどか）

この5つの質問のうち4つを満たす場合には，片頭痛と診断してもよいとされています．しかし，片頭痛の特徴とされる拍動性かどうかに関しては，片頭痛でも50％で非拍動性で，特に痛みが強くなるにつれて非拍動性となるものもあります．また，片頭痛だけに片側性が多いのですが，40％程度

で両側性とされます。このPOUNDing criteria以外にも，光線過敏（まぶしく感じる）や音過敏があるとか，生理や天気で発症する，急性発症（発作的），週末やストレスから解放されるとなる，家族歴があるなども参考にします。片頭痛は女性に多い疾患で（男性の4倍），高齢になるにつれて急激に減少します。発症年齢は多くが10～20代とされ，90％で40歳までに発症するとされます。よって40歳以降初発の片頭痛という診断は誤診かもしれず，ほかの疾患を考えたほうがよいとされます。

緊張型頭痛かどうか？　どう見極めるか？

緊張型頭痛は頭痛の原因の70～80％とされ，日本では成人の22％，約2,200万人が抱えている疾患とされます。片頭痛が発作的に発症するのに対して，緊張型頭痛はいつとはなしに始まり，だらだら持続する（7～30日間）とされます。基本的には吐き気・嘔吐は伴わず，以下の2項目を満たす場合に診断となります。

【緊張型頭痛の診断】
① 頭頸部の両側性頭痛
② 非拍動性（圧迫感や締めつけ感）
③ 程度は軽度から中等度であり，日常生活を妨げない
④ 歩行や階段の昇降のような日常的動作で悪化しない

片頭痛や緊張型頭痛はどちらも日常生活の何かが誘因となっていることが多いでしょう。治療は薬だけではありません。片頭痛や緊張型頭痛の日常生活での誘因を除去することも大事です。パンフレットを用意しておくと患者さんへの説明も時間短縮することができ，便利です。頭痛に関しては「頭痛大学」という頭痛のすべてがわかりやすく紹介されているすばらしいホームページがあります。患者説明などにも参考にしてみてください[1]。

7 頭痛① せっかくの週末なのに頭が痛くて

頭痛で注目すべきOPQRST！（チェックシート⇒p.126）

　OPQRSTといっても，症状ごとにどのようなことに注目して聞いたらよいかは違います。頭痛で注目すべきOPQRSTとその病態をまとめてみましょう。在宅や薬局店頭などで活用してみてください。

冒頭の患者さんにはこんな対応を！

 薬剤師は患者さんからさらに話を聞き取り，レッドフラッグサインがないかどうか確認します。

薬剤師：❶頭に心臓があるようなズキンズキンする感じですか？　それとも締めつけられる感じですか？

患　者：ズキンズキンですね。

薬剤師：❶どのくらい続きますか？　片方が痛いですか。

患　者：片側のことが多いかな。急に来て数日続くことがあります。

薬剤師：❷そうですか。今回の頭痛は程度の違いこそあれ，いつもと同じ性状ということでよいですか？

患　者：ちょっときついけどいつもこんな感じなの。せっかくの週末なのに。

薬剤師：それはおつらいですね。症状からは片頭痛だと思います。普段，仕事のストレスが結構おありなのではないでしょうか？　ストレスから解放される週末に症状が出ることも片頭痛にはよくみられます。

患　者：そうなの？　あと生理前後もダメなのよね。

❶POUNDing criteriaに注目していますね。

❷もともと頭痛持ちでも，いつもとの違いを必ず聞くようにしましょう。頭痛持ちが2次性頭痛を来すこともあります。

薬剤師：そうですか。片頭痛は生理や排卵とも関連して現れることが多いといわれています。症状がおつらいようですので，ロキソニン®Sを飲んでみてください。ただ，<u>これでもダメであれば，片頭痛の特効薬もありますので，医療機関を受診してみてください</u>。❸ 大切なことは誘因の除去ですが，今後痛くなったときはできるだけ早めに痛み止めを飲んだほうがいいですよ。痛みがピークになってからでは鎮痛薬は効きにくいのです。この片頭痛予防パンフレットも読んでみてください。

患者：ありがとうございます。助かるわ。

> ❸ 適切な受診勧奨ですね。このような説明でより薬局への信頼が高まると思います。

Step 2 痛みを見極める 頭痛①

OTC選びのポイント

片頭痛ではトリプタン製剤がありますが，症状が強くなければひとまず薬局の鎮痛薬で様子をみてもよいでしょう。大切なことは薬だけではなく，日常生活での誘因の除去ですので，ぜひ皆さんも「頭痛大学」で勉強して患者さんに説明してください。

選択例

① タイレノール®
　→基本成分はアセトアミノフェンのみです。症状が強くなければこれが安全な薬の1つでしょう。

② ロキソニン®S
　→医療機関で処方できるロキソプロフェンナトリウムと同じ成分・量です。症状が強い場合には良い適応と思います。慢性頭痛患者では漫然と使用する方が多い印象です。消化性潰瘍や腎機能障害などの説明もしっかりしましょう。

⑦ 頭痛① せっかくの週末なのに頭が痛くて

OPQRSTチェックシート：頭痛

Onset（発症形態） いつから始まったか？ どのようにして始まったか？	突然か，急にかそれとも徐々にかを聞く。突然とは数秒で頂点に達するような瞬間的なものを指す。突然であれば，血管が破れる・裂ける（頭痛ではねじれはない）などがある。急にであれば1次性頭痛や感染症などの炎症性変化によることが多い。徐々にであれば慢性炎症や徐々に増大する腫瘍などを考える。特に今回のイベントだけではなく，それ以前から繰り返している病歴がないかを確認する。	
Provocative & Palliative（増悪・緩解因子） 何をしたら良く・悪くなるか？	身体活動（階段，腰曲げなど）で増悪しないか，ストレスにて悪化しないか，チーズ，ワイン，チョコレート，アルコール，月経にて悪化など，片頭痛の誘因はないかを聞く。また，意外に多いのはコーヒーなどを急に飲まなくなったカフェイン離脱によるものがあり，そのような経過がないか聞きたい。	
Quality（性状） どんなタイプか？	ズキズキする拍動性か（血管性），締めつけられるか（緊張型），ピリピリした痛みか（神経痛）を聞く。ピリピリする場合にはそこに発疹がないか（帯状疱疹など）や，明確に圧痛点がないか（後頭神経痛など）確認したい。また，繰り返す病歴がある場合にはいままでと性状が違う痛みかどうかを丁寧に聞く。何かで殴られたような痛みという場合にはその性状や程度だけではなく，突然の病態が含まれると考える。	
Region（部位）/Related symptom（随伴症状） 場所は？/他の症状は？	部　位	随伴症状
	片側性か頭全体か顔面（副鼻腔部位）かを丁寧に聞く。患者さんはすべて頭と言っていることがある。よく聞くと目であることもある。	発熱，吐き気・嘔吐，先行するかぜ症状，視力障害，流涙，眼瞼下垂，縮瞳，水疱を伴う紅斑，歯の痛み，黄色鼻汁/鼻閉塞感，前兆（チカチカ，ジグザグ），モノが二重に見えないか，音過敏・光過敏・目の充血などを確認する。
Severity（程度） どのくらいつらいか？	いままで生きてきたなかで一番痛いかを聞く。はっきりしない場合は，一番痛いのを10とするといくつくらいかと聞くのがよい（p.121のVisual Analogue Scaleを参照）。最高に痛い場合は出血など緊急性があることが多い。	
Time course（時間経過） 症状の時間での変化は？	間欠的か持続的かを確認する。さらに，増悪しているのか軽快しているのかも聞く。	

> レッドフラッグサインを見逃さない！

頭痛へのアプローチ①

- これまでも同じような頭痛を何度も経験しているか？
- 痛みの性質はいつもと同じか？（程度は違ってもよい）

↓

1次性頭痛かどうかを鑑別

【片頭痛の診断：POUNDing criteria】
① 拍動性
② 持続時間が4〜72時間
③ 片側性
④ 吐き気・嘔吐がある
⑤ 日常生活困難になるほど

【緊張型頭痛の診断】
① 頭頸部の両側性頭痛
② 非拍動性（圧迫感や締めつけ感）
③ 程度は軽度から中等度で，日常生活を妨げない
④ 歩行や階段の昇降のような日常的動作で悪化しない

頭痛のレッドフラッグサイン

- ☑ 1次性頭痛（片頭痛や緊張型頭痛）に合致する病歴であればレッドフラッグサインはなし
- ☑ 1次性頭痛に合致しない病歴であれば「頭痛へのアプローチ②」へ⇒p.138

- 繰り返す病歴があって片頭痛か緊張型頭痛にあてはまるようであればOTC薬で様子をみる
- 日常生活などの誘因をしっかり聞き出し，そこへの介入の大切さを気づかせてあげる

ただし

- 片頭痛や緊張型頭痛に合致する病歴であっても初発であれば受診勧奨が望ましい
- 改善しないようであれば受診勧奨を

7 頭痛① せっかくの週末なのに頭が痛くて

頭痛にまつわる素朴な疑問　医師はどんな説明をしている？

Q 片頭痛のようでもあるし緊張型頭痛のようでもある，区別しにくい頭痛が多い印象ですが，いったいどちらなのでしょう？どのように説明したらよいでしょうか？

A 1次性の頭痛っぽいなとわかったところで，片頭痛と緊張型頭痛がなかなかクリアカットに分けられない患者さんも多いと思います．実は，両方が合併している**混合型頭痛**の患者さんがそれなりにいるのです．というのも，緊張型頭痛の原因であるストレスが片頭痛も引き起こしますし，緊張型頭痛が誘因となって片頭痛も起こってしまいます．分けることが困難な患者さんは意外に多く，患者さんにも「両方の要素がありそうですね」と説明することもしばしばです．ただ，片頭痛の特徴などを説明し，より片頭痛の要素が出てこないかを注意してもらうようにお願いします．また，誘因と思われる日常生活の改善はどちらかわからなくてもできることの1つですので，やってもらうようにお願いしましょう．究極的には区別できなかったとしても，ひとまず「誘因の除去＋早期の鎮痛薬使用」で対応してもらうところも変わりません．

　大切なことは，それでもダメな場合には医療機関をきちんと受診してもらうことです．医療機関を受診してトリプタン製剤が著効する経過が取れれば片頭痛だったと判断できます．困るのは，だらだらと自分で頑張って慢性的に薬を飲んでしまい，より悪化してしまう場合です．薬局を利用し過ぎて毎日のように鎮痛薬を飲み続けたりしないよう，薬局できちんと説明できることが重要と思います（次項の**薬物乱用頭痛**を参照ください）．

▶引用文献

1) 頭痛大学（http://homepage2.nifty.com/uoh/）
2) 金城光代，金城紀与史，岸田直樹・編：ジェネラリストのための内科外来マニュアル．医学書院，2013

Memo

Step 2

痛みを見極める　頭痛①

Step 2　痛みを見極める

8 頭が痛くて何だか調子が悪いの
頭痛②

前項のおさらいと本項のねらい

　前項は頭痛へのアプローチに関して確認しました。頭痛という主訴だけでは疾患は多岐にわたりますが，実際には片頭痛か緊張型頭痛がほとんどであることやその見極め方についても確認しました。片頭痛と緊張型頭痛を100%クリアカットには分けられませんが，1つの判断材料としてPOUNDing criteriaを片頭痛判断の参考にしてみてください。また，頭痛にかぎらず，病歴聴取をするうえでの鑑別疾患のあげ方(3C)や，症状を聞くときにはOPQRSTに注目すると聞き漏らしが少ないことも確認しました。ぜひ活用してみてください。

　さて，本項も頭痛について考えてみましょう。頭痛の原因のほとんどは片頭痛か緊張型頭痛です。しかし，そこには見逃してはいけない2次性頭痛もたくさん潜んでおり油断は禁物です。1次性にしても頭痛薬の使用し過ぎによる薬物乱用頭痛もあります。的確に医療機関の受診を勧められるようになりましょう。では実際の症例をもとに考えてみましょう。

 薬局に40代後半の女性が「頭が痛くて何だか調子が悪いので薬が欲しい」と言ってやってきました。

患　者：頭が痛くって，何だか変な感じなんです。家の仕事もしないといけないし薬もらえますか？

薬剤師：それはおつらいですね。いつからあるのですか？

患　者：昨日の夕方からです。

薬剤師：そうですか，もともと頭痛持ちでいらっしゃいますか？

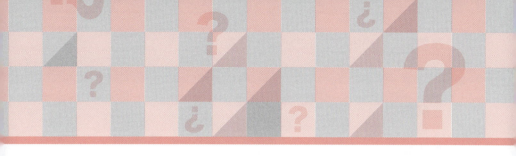

患　者：❶うーん，まあちょっと痛いときはあるかな。何だかムカムカします。

薬剤師：そうですか。頭に心臓があるようなズキンズキンする感じですか？　それとも締めつけられる感じですか？

患　者：❷うーん，何だかよくわからなくって…。

薬剤師：❸ストレスは多いですか？　痛いのはワインやチーズをとった後とかですか？

患　者：ストレス？　ですか，まあそれなりに…。ワインは飲まないかな，チーズって何ですか？お薬をいただけないんですか？

薬剤師：あっ，わかりました，❹痛みは人生最悪の痛みでしょうか？

患　者：人生…，ですか？　うーん，そんなんでもないかな…。

❶ 慢性頭痛の病歴がはっきりしませんね。

❷ 答えもはっきりしません。むしろおかしいと思う雰囲気ととりましょう。

❸ 片頭痛の誘因を確認するのは良いですね。しかし，今回は片頭痛を疑う病歴がとれていません。

❹ 痛みの程度を確認していますが答えにくいようです。病歴聴取のコツを確認しましょう。

➡ さて，この患者さんにあなたはどのように対応しますか？

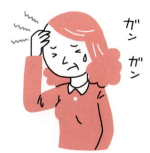

8 頭痛② 頭が痛くて何だか調子が悪いの

解説

頭痛を訴える患者さんのレッドフラッグサイン

　頭痛の原因のほとんどが片頭痛か緊張型頭痛です。しかし，医療機関を受診してもそれを証明する検査などは存在しません。よって，重篤な疾患を疑う病歴などがないという除外診断 ➡ ⓐ が基本的なスタンスになります。このように重篤な疾患がないことを示さないといけないのですが，ここで役立つのがレッドフラッグサインです。以下のレッドフラッグサインがある場合には医療機関を積極的に受診させてもよいでしょう。医療機関でも積極的な画像検査や髄液検査を考慮すべきとされます[1]。

頭痛のレッドフラッグサイン

- ☑ ①突然発症
- ☑ ②いままでに経験したことのない人生最悪の痛み
- ☑ ③いつもと性状が違う
- ☑ ④頻度と程度が増していく
- ☑ ⑤50歳以上で初発
- ☑ ⑥神経症状や視力障害がある
- ☑ ⑦がんや免疫不全患者
- ☑ ⑧精神症状を伴う
- ☑ ⑨発熱，項部硬直，髄膜刺激徴候がある
- ☑ ⑩最近の頭部外傷がある

　医療機関を受診させるサインとしては，どれも納得のいくものが多いでしょう。⑥に関しては，薬局では「目の見えにくさや手足の動かしにくさ，しゃ

ⓐ 診察や検査により他の疾患の可能性を除外することで，最終的にその疾患であると診断することを除外診断といいます。薬の副作用の判断も原則，除外診断であり，薬を飲んでいる患者さんに何らかの症状が出たときは副作用とすぐ断定するのではなく，同じ症状を引き起こす他の疾患が隠れていないか考える姿勢が大切です。

べりにくさやしびれなどはないですか？」と聞くとよいでしょう。⑦はがんの脳転移や，免疫正常者では感染を起こしにくい微生物による中枢神経の感染（クリプトコッカスなど）を考えての質問です。⑨は発熱とはいっても，「咳・鼻・喉」の3症状が急性に同時に同程度あって（3症状チェックが陽性で），熱に伴って頭痛があるという場合にはかぜに伴う頭痛ということでよいでしょう。項部硬直 ➡ ⓑ は身体所見ですが，薬局では「首を前に曲げると顎が胸に付きますか？」とか「首を前に曲げにくいとかありますか？」と聞くとよいでしょう（厳密にはこの身体所見はneck flexion testとよび，項部硬直とは違います）。このなかでも頭痛で特に重要な項目は以下の3つとされます。

> **ここがPOINT！**
>
> **頭痛で"必ず"確認する3項目**
>
> 最悪か　　増悪か　　突発か

　この病歴がなぜ重要なのでしょうか？　それはクモ膜下出血こそが見逃してはいけない最も重要な疾患の1つで，これらはそれを示唆する病歴だからです。

突然発症の病歴をうまく引き出す！クモ膜下出血を見逃さないコツ

　2次性頭痛（p.121参照）はすべて見逃してはいけないと考えます。しかし，見逃してはいけないといっても緊急度に大きな違いがあります。例えば脳腫瘍は絶対に見逃してはいけませんが，その診断が数日遅れることが大きな問題となることは多くはありません。しかし，頭痛のなかでもクモ膜下出血はその数日が命取りになりうる重篤な疾患の横綱です。元気だった人が突然亡くなる疾患なのです。しかも，このクモ膜下出血がやっかいなのは，医師の世界でも初診時の誤診率が20〜30％もあるとされ，とても難し

ⓑ 項部とは"うなじ"のことで，仰向けの患者さんの頭部を持ち上げると抵抗があるような場合を項部硬直といいます。発熱・項部硬直・意識障害は髄膜炎の3徴といわれ，とりわけ細菌性髄膜炎では一刻も早く抗菌薬治療を開始しなければなりません。

8 頭痛② 頭が痛くて何だか調子が悪いの

い疾患なのです。なぜそのようなことになるのでしょうか？

　クモ膜下出血は典型的には「バットで殴られたような人生最悪の突然の激しい痛み」と成書にも記載されます。このような典型的な患者さんは一般人でもおかしいと思い医療機関を受診するでしょう。しかし，そうでない患者さんがそれなりの頻度でいるので見逃してしまうのです[2]。しかも，最初は薬局に行っている症例をよく見かけます。医師もクモ膜下出血といえば「バットで殴られたような人生最悪の突然の激しい頭痛」とつい思ってしまい，そうでなければ大丈夫だろうと考え誤診をしてしまいます。ではどうしたらよいでしょうか？　大切なのは"人生最悪の痛み"の病歴がとれなくても"突然発症か"が重要だということです。頭痛のレッドフラッグサインの①にもそれだけが記載されています。

　そこで役立つのがOPQRST（p.120参照）による病歴聴取で，特にOnset（発症形態）をきちんと聞くことです。ところが，この突然発症の病歴を聞き取るのが意外にも難しいことがあります。例えば，「突然ですか？」と直接聞くと「うーん」と悩んでしまう患者さんとか，実際に突然ではないのに「突然です」と自信満々に言う患者さんもいます。クモ膜下出血の突然とは数分（どころか数秒）で頂点に達する発症を指していますが，「突然ですか？」という質問だけでは，どの程度突然かを指しているのか聞かれたほうはわかりにくいのです。では，どのように突然発症の病歴を聞き出したらよいでしょうか？　それは「何をしているときに起こりましたか？」と聞くのがコツです。本当に突然であれば何をしているときにあったかが言えます。例えば「しゃがんだとき」とか「風呂場でいすに座ったとき」というふうに言えるはずです。テレビを見ている場合には，どのシーンだったかを言えるかもしれません。

　このように，突然の病歴1つとっても以外にも難しいものなのです。病歴聴取が医療のアートの側面とされる理由がここにありますが，ちょっとしたコツでうまく聞けるようになります。さらに，「バットで殴られたような感じでしたか？」と医師も聞いてしまうことがあるのですが，バットで殴られたことのある人などほとんどいませんよね。なので，こんな聞かれ方をしたら普通は悩んでしまうでしょう（バットで殴られるってどんな感じかな…とか）。また，「人生最悪ですか？」という問いも，聞かれたときには最悪かよりも自分の人生を振り返ってしまうことになり，むしろ難しい質問となります。

> **ここがPOINT!**
>
> ### クモ膜下出血のための病歴聴取のコツ
>
> 　　大切なのは突然の病歴かどうか。頭痛の程度は関係ない
> ① 突然の病歴は，「突然でしたか？」とは聞かない。「何をしているときに起こりましたか？」と聞く
> ② バットで殴られたことのない人にバットで殴られたような感じはわからない
> ③ "人生"最悪か？ という質問も答えにくいと心得る

薬物乱用頭痛も見逃してはいけない

　頭痛薬が頭痛を悪化させることがある薬物乱用頭痛について，ぜひ薬剤師さんには知ってほしいと思います。特に，医療機関を複数受診していてかかりつけがいなかったり，薬局を転々としている患者さんがいますので注意してください。

　頭痛薬は実は飲み過ぎると逆に頭痛を悪化させる可能性があります。簡単に言えば，頭痛薬を頻繁に使うことにより痛みの閾値が下がり，痛みに敏感になりちょっとしたことでも痛みが出るようになってしまうとされています。薬は効きにくくなり，そうなると薬がさらに必要になるといった悪循環に陥ることになります。治療はむしろ原因となっている薬の中止で，それにより頭痛は改善します。薬物乱用の線引きが難しいですが，以下のどれかがある場合には，薬局では薬物乱用頭痛の可能性として医療機関の受診を勧めてもよいでしょう。

> **ここがPOINT!**
>
> ### 薬物乱用頭痛が疑われる病歴
>
> ① 定期的に毎週3日以上薬を飲んでいる（予防薬は含まない）
> ② 薬を増やしているが，だんだん効きが悪くなっている
> ③ 頭痛で目が覚める，もしくは朝起きたときから頭痛がある

⑧ 頭痛② 頭が痛くて何だか調子が悪いの

冒頭の患者さんにはこんな対応を！

 薬剤師は患者さんからさらに話を聞き取り，レッドフラッグサインがないかどうか確認します。

薬剤師：痛みは突然殴られた感じでしたか？

患　者：❶<u>突然ですか…。殴られた感じかと言われても…。</u>

薬剤師：あっ，すみません。昨日は何をしているときに痛くなったのですか？

患　者：夕方に洗濯物を整理していて，❷<u>ハンガーに服をかけたときに痛くなったんです。</u>

薬剤師：あら，そうですか。ずいぶん急に起こりましたね。

患　者：あ，そうですね…。

薬剤師：目の見えにくさや手足の動かしにくさ，しゃべりにくさやしびれなどはないですか？

患　者：それはないかと思います。❸<u>あっ，ちょっと吐いてきていいですか？</u>

薬剤師：いますぐに病院を受診したほうがよいかと思います。もともと明確に頭痛持ちでもなさそうですし，ずいぶん急に頭痛が起こっています。違うかもしれませんが，脳の中に病気がないかを診てもらったほうがいいと思います。

患　者：そうですか？　でも帰って夕食の準備もしないと…。

薬剤師：❹<u>もし，クモ膜下出血だったら，命に関わりま</u>

---

❶ "突然"とか"殴られた"というのは答えにくいものです。

❷ 突然かを聞かなくても十分突然の病歴と判断できます。

❸ 症状は強くないですがやはりちょっとおかしいですね。

❹ レッドフラッグサインを丁寧に説明してこのように患者さんに病態から説明できるようになりましょう。

す。症状は強くはなく典型的ではないかもしれませんが，薬局で対応してもよい頭痛持ちの頭痛とは言い難いですね。❺この時間からでも診てくれる医療機関を一緒に探しましょう。

❺こうしたサポートも重要ですね。

患　者：ありがとうございます。助かります。

　この患者さんはクモ膜下出血でした。CTでは図1にあるようなペンタゴンサインとよばれる鞍上槽への典型的な出血ではなく図2のような左の脳溝に高吸収域を伴う程度の所見でした。しかしクモ膜下出血であることには変わりありません。

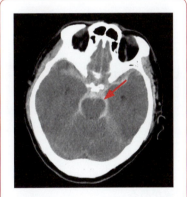

ペンタゴンサインとよばれる鞍上槽への出血（矢印の高吸収域）

図1　クモ膜下出血の典型例

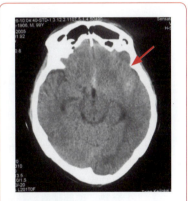

左の脳溝に高吸収域（矢印）があり出血の所見

図2　症状が軽い場合の非典型例

8 頭痛② 頭が痛くて何だか調子が悪いの

> レッドフラッグサインを見逃さない！

頭痛へのアプローチ②

- これまでも同じような頭痛を何度も経験しているか？
- 痛みの性質はいつもと同じか？

1次性頭痛と2次性頭痛を鑑別 → 1次性頭痛は「頭痛へのアプローチ①」へ → p.127

- いままで経験したことがない最悪の痛みか？
- 頻度と程度は増悪しているか？
- 痛みは突然発症か？

頭痛のレッドフラッグサイン

- ☑ 突然発症
- ☑ いままでに経験したことのない人生最悪の痛み
- ☑ いつもと性状が違う
- ☑ 頻度と程度が増していく
- ☑ 50歳以上で初発
- ☑ 神経症状や視力障害がある
- ☑ がんや免疫不全患者
- ☑ 精神症状を伴う
- ☑ 発熱，項部硬直，髄膜刺激徴候がある
- ☑ 最近の頭部外傷がある

⚠ こんな症状があったら，クモ膜下出血などの急を要する疾患の可能性あり。

受診勧奨を！

薬物乱用頭痛が疑われる病歴がとれたときも受診を勧めてよい。

このレッドフラッグサインを用いて，今後の注意事項として受診のタイミングを説明すること。「現時点では緊急のサインはなさそうですが，今後このような症状が出ないか注意してください。出てくるようでしたら医療機関を受診してください」と説明するとよいでしょう。

頭痛にまつわる素朴な疑問　医師はどんな説明をしている？

Q 片頭痛で頭にはちまきを巻いたら良くなるって本当ですか？

A 片頭痛は拡張した血管を収縮させ，血流を押さえると良くなるとされます．よって確かにはちまきを巻くことで良くなることはあります．

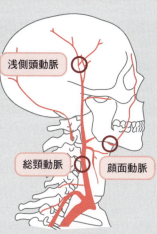

似たような方法として，痛むところを冷やすと少し楽になります．これは，冷却による血管収縮と炎症を抑える働きのためです．同じような理由から，耳の前に浅側頭動脈が触れるのですが，ここを両側で圧迫しても頭痛は少し和らぎます（自分も片頭痛になったらときどき圧迫します）．これ以外にも，睡眠で改善することもあります（が寝過ぎると悪化します）．また，コーヒーを飲むと良くなることがあります．これはコーヒーに含まれるカフェインが片頭痛にも効果があるとされているからです．逆に，コーヒーを毎日飲んでいた人が急にやめるとコーヒー離脱頭痛が起こるので注意しましょう（入院患者さんでときどき見かけます．入院すると朝に毎日飲んでいたコーヒーを飲まなくなるため）．

これら民間療法はやって悪いことではないと感じます．特に片頭痛は少しでも早くちょっとでも良くしたいと思うくらいにつらいことが多いですので，1つの方法として患者さんに伝えるのは悪くないと思います．

▶引用文献

1) 金城光代，金城紀与史，岸田直樹・編：ジェネラリストのための内科外来マニュアル．医学書院，2013
2) 頭痛大学（http://homepage2.nifty.com/uoh/）

Step 2 痛みを見極める

9 腰が痛くて歩くのも大変で
腰痛

前項のおさらいと本項のねらい

　前項は頭痛のなかでも特に見逃してはいけない重篤な疾患が疑われるレッドフラッグサインに関して確認しました。頭痛という主訴だけでは疾患は多岐にわたりますが，そのなかでもレッドフラッグサインが認められる場合には医療機関の受診を勧めてください。

　さて，本項では腰痛について考えてみましょう。腰痛は一般外来ではとても多い主訴の1つとされ，上気道症状について2番目に多い主訴ともいわれています[1]。また，成人の3人に1人がある時点で腰痛になるとされ，そのほとんどはMRIなどを撮っても原因が確定できない腰痛で，日本にかぎらず海外でも画像検査や手術が過剰に行われてきたとされます。日本では整形外科を標榜しているクリニックや単科病院が多いので，かぜ患者さん同様に腰痛患者さんが殺到していると思われます。こうした患者さんに対し，薬局がサポートすることでよりきめ細やかな対応ができ，医療機関の受診を減らすことは可能と考えます。的確に医療機関の受診を勧められるようになりましょう。では，症例をもとに考えてみましょう。

薬局に50代後半の男性が，「腰が痛くて歩くと響く」と言ってやってきました。

患　者：腰が痛くて，歩くとちょっとつらいんです。いててて。今日は仕事も忙しくて病院にはすぐにはいけないし薬もらえますか？

薬剤師：それはおつらいですね。いつからあるのですか？

患　者：3日前の朝方からです。

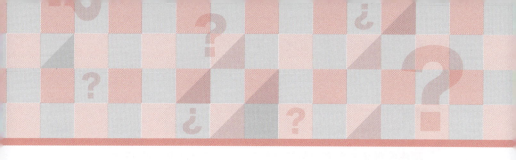

薬剤師：そうですか，❶もともと腰痛持ちでいらっしゃいますか？

患　者：ときどきあります。以前，椎間板ヘルニアっていわれたことがあって整形外科に通院したことがあるんだけど，それから年に数回痛むんだよね。

薬剤師：そうですか。❷今回はいつもの腰痛と場所や性状は同じ感じですか？　違いはありますか？

患　者：うーん，いつもより強いけど，場所とかは同じだね。いててて。

薬剤師：（うーん，あと何を聞いたらいいのかな，いつもと同じらしいしこんなもんかな…）では痛み止めすぐに準備しますね。

患　者：あー，頼むよ。早めにね。

薬剤師：わかりました。

❶もともと腰痛持ちかを聞くことはとても重要です。

❷慢性の症状がある場合には，頭痛のときと同じく，その性状や程度の変化を聞きましょう。

➡ さて，この患者さんにあなたはどのように対応しますか？

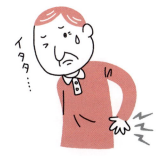

⑨ 腰痛　腰が痛くて歩くのも大変で

解説

腰痛を訴える患者さんではどのようなことを聞いたらよい？

　腰痛はとても多い主訴の1つとされますが，最も多い原因は加齢による椎間板および椎間関節の変形や非特異的な腰痛とされます。実際，総合診療医を受診した腰痛を訴える患者さんの70％で確定診断できず，椎間板ヘルニアが4％，脊椎圧迫骨折4％，脊柱管狭窄3％，すべり症3％，悪性腫瘍0.7％，感染症である化膿性脊椎炎は0.01％という頻度とされます。非特異的腰痛の回復は基本的には早く，90％が2週間以内に回復するとされますが，再発が40％で6カ月以内に生じるとされ腰痛持ちで悩んでいる人は多いとされます。

　このように腰痛はそのほとんどが対症療法でよいことが多く，薬局の協力がとても重要な症状です。しかし，頻度は低くとも見逃してはいけない疾患のレッドフラッグサインがないうえでの対症療法とするのが重要です。腰痛の患者さんの病歴をとる場合には次の3項目に注目することが重要とされます。

ここがPOINT!

腰痛患者さんの問診をとる際の3つの重要な軸

① 全身性疾患によって痛みが生じていないか？
② 痛みを増幅させたり長引かせる心理・社会的要因はないか？
③ 外科的評価が必要となるような神経的障害はないか？

　おそらく①や③が大切なことは容易に想像がつくでしょう。これは受診勧奨すべきとなります。しかし，薬局薬剤師さんにお願いしたいのは特に②と日々感じます。積極的に手術をしていた腰痛疾患も近年その効果が疑問視されてきています。外科治療をしてもなかなか良くなりません。そこで最も大切なものとして②がより注目されており，単なる痛みの治療ではなく，②を発見しサポートしていくことが大切とされています。ぜひ，薬局薬剤師

さんも腰痛で悩む地域の方のサポートをお願いします。実際には腰痛にかぎらずその他の健康への不安や，地域のレクリエーションやイベントに関する情報交換をするなど日常生活に関する良き話し相手になるだけでも腰痛は改善することを経験します。

では，医療機関受診が必要な内科疾患や外科治療の必要がある腰痛をどのように見極めたらよいでしょうか？ 腰痛を来す疾患は多岐にわたりますが，それらを診断するのではなく，ここは頭痛と同じように腰痛のレッドフラッグサインを見逃さないというアプローチがよいでしょう[2]。簡単に言えば「安静時にも改善しない」and/or「随伴症状がある」場合で以下に注目して病歴をとってください。何よりいまそのような症状がなくても，今後「そのような症状が出る場合には医療機関を受診してください」との説明にも使えます。

【緊急】腰痛のレッドフラッグサイン

- ☑ 急性発症で安静で改善しない or 進行性の増悪
- ☑ 両下肢のしびれや動かしにくさ，肛門周囲の感覚低下＊など神経所見がある
- ☑ おしっこや便が出しにくい（膀胱直腸障害の有無）
- ☑ ショックバイタル（収縮期血圧＜80mmHg or 収縮期血圧＞80mmHgも心拍数＞100回/分）

＊肛門周囲の表在感覚の低下は馬尾周囲の神経圧迫を示唆しサドル状感覚消失といわれる。

これらを認める場合には緊急での医療機関受診を勧めてください。進行性の神経所見は緊急で解除が必要な脊髄圧迫病変の可能性があります。特に脊髄圧迫症状は，腰痛→運動麻痺→膀胱直腸障害 ➡ ⓐ の順に進行し，運動麻痺がはっきりして膀胱直腸障害が出ているころには麻痺が不可逆性になります。患者さんはおしっこや便の出にくさが神経の症状とは知らずに

ⓐ 膀胱直腸障害とは排尿や排便に支障を来す状態をいいます。特に腰痛との関連では腰部脊柱管狭窄症や腰椎椎間板ヘルニアにより神経組織が圧迫されることで膀胱直腸障害が出現する場合があり，下肢のしびれ，便秘，歩行時の尿意，さらには排尿困難や尿閉などを起こします。

9 腰痛　腰が痛くて歩くのも大変で

「まだ我慢できるから」と言って医療機関の受診が遅れて手遅れになっているのをよく見かけます．ぜひ，それも神経を触っているサインであることを教えてあげてください．

　また，心血管疾患も緊急での対応が必要になります．特に腰痛では，実は大動脈解離，腹部大動脈瘤の切迫破裂，脊髄梗塞，腎梗塞に注意が必要です．血管性の病変ですので突然の病歴とバイタルサイン➡ⓑに注目しましょう！　発症が「立ち上がったときに起こった」という明らかな動作による発症の病歴があっても，その後の痛みが動作と関係ないとかバイタル異常がある場合には，大動脈解離などの血管系の疾患の可能性があります．

　腰痛患者さんの問診をとる際の3つの重要な軸でも確認したように，全身性疾患によって痛みが生じていないか？　というのが見逃してはいけない疾患を考えるうえでは重要です．そのサインが次に紹介する「準緊急で病院受診を勧める腰痛のレッドフラッグサイン」にあたりますが，実際のところ悪性疾患や感染症などがある頻度はとても低く，これらがなければ急性腰痛に対して血液検査や画像診断を行うことは適当ではないとされます．ではこれらのサインをもう少しひもといてみましょう．問診では患者さんの年齢，がんの病歴の有無，体重減少，注射剤の使用，慢性感染症の有無（特に結核），痛みの持続期間，夜間の痛み，これまでの治療への反応に注目します．一般的には50歳以上で初発の夜間痛やがんの既往・体重減少があればがんの骨転移や多発性骨髄腫の可能性があります．骨転移しやすいがんとして肺がん，乳がん，前立腺がんの3つが重要ですが，甲状腺がんや腎がんなども転移巣から原発巣が明らかになることがあります．また，横になっても改善しない痛みはがんや感染症のことが多く，特に熱があれば化膿性骨髄炎・椎間板炎や硬膜外膿瘍の可能性があります．股関節もしくは膝関節など他部位の関節症状がある場合にはリウマチ性多発筋痛症や炎症性脊椎症の可能性があります．

　これらがある場合には，数日は鎮痛薬で経過をみることはかまいませんが，一度は医療機関での精査を勧めてください．しかし，これらレッドフラッグサインがなければ画像などの精査は1カ月はしなくてもよいとされ，薬局で対応していただけるとたいへん助かります．

ⓑ ショック（shock）を疑わせる異常なバイタルサインをショックバイタルといいます．ショックは「血圧低下とともに重要臓器の機能障害を来した状態」で，多くの症例では意識障害や尿量の低下がみられます．ショックを呈する疾患・病態はさまざまですが，いずれも早急に対処する必要があります．

> **【準緊急】腰痛のレッドフラッグサイン**
> - ☑ 50歳以上の初発の腰痛
> - ☑ 急性発症でなくても，安静時に改善しない・夜間痛の場合
> - ☑ 緩徐であっても進行性の痛みの場合
> - ☑ 発熱を伴う場合（38℃以上でなくてもよい）
> - ☑ 体重減少を伴う場合
> - ☑ がんの既往（特に骨転移しやすいのは肺がん，乳がん，前立腺がん）

慢性腰痛でもいつもの腰痛との違いを見逃さない！

　腰痛も頭痛同様に，慢性の病歴があると少し安心します。さらにそれがいつもと比較して性状や程度も変わらないと言われると，いわゆるいつもの腰痛でもよいことが多いでしょう。このように，腰痛でも頭痛時と同じような病歴聴取が役立ちます。また，OPQRSTに注目した病歴聴取は腰痛でも役立つので活用してみてください（後述）。しかし，慢性腰痛の患者さんもやっぱり侮れません。まずは以下の症例を紹介します。

> **主訴：腰痛**
> **現病歴：**
> 　ADL（日常生活動作）自立している高血圧の既往のある73歳女性。2年前より腰痛が出現した。痛みは「板を当てたような痛み」とのこと。腰部全体で徐々に増悪してきたため近医内科を受診した。増悪・緩解因子ははっきりせず明らかな誘因はなかった。胸部写真にて，肋骨や胸椎，肺実質に病変は認めなかったため，筋骨格系由来の腰痛を疑い，湿布薬を処方されていた。その後も腰痛は徐々に増悪傾向だったが自制内であり，湿布やOTC薬で経過をみていた。痛みが持続するため1年7カ月前に近医整形外科を受診してレントゲンを撮るも明らかな異常はなく鎮痛薬（NSAIDs）が処方され，一時的に軽快した。
> 　1年6カ月前に腰痛が悪化。特に体動時や中腰時に増悪した。圧迫骨折やがんの骨転移が疑われ再度腰部レントゲンを施行されたが，骨硬化像，骨棘などの退行性変化が確認されたくらいでその他所見を認めず，鎮痛薬と安静で軽快した。しかし腰痛が改善しないため1年2カ月前にNSAIDsの内服量が増

Step 2 痛みを見極める 腰痛

9 腰痛　腰が痛くて歩くのも大変で

加していた。7カ月前に腰痛が持続し，歩行時や長時間の起立により下肢がしびれ，坐位にて軽快することがあったとのことで整形外科受診。脊柱管狭窄を疑い腰椎CTを施行。「L3/4～L5/S1にて椎体の退行性変化を認め，そのため脊柱管腔が軽度狭小化している」と判断された。これまでの病歴や身体所見，検査所見より椎体炎，がんの骨転移，結核などの可能性は低いと判断されていた。6カ月前に，整形外科受診時には脊柱管狭窄に関しては手術の適応なく，対症療法で経過をみるように言われた。2カ月前にも腰痛軽快なし。
　本日，朝食をとり始めてまもなく，突然，左腰部の激痛が出現。場所はこれまでと同様であるが痛みの程度が以前と違ったため受診した。

意識：ほぼ清明
バイタルサイン：血圧100/65mmHg　心拍数115回/分　呼吸数24回/分
SpO_2：95%（room air）
全身冷汗著明，四肢冷感あり，顔面苦悶様
腹部所見：左側腹部の圧痛著明

　この患者さんは何だったと思いますか？　以前からの腰痛持ちの病歴やすでに医療機関での精査済みの経過があります。また，場所はこれまでと同様とのことですが，痛みの程度が以前と違うということです。さらにバイタルサインでも，もともと高血圧といわれている方が収縮期血圧100mmHg程度で，しかも心拍数の上昇があります。そして何より明らかなのは，体動での痛みではなく食事中とのことで安静時に近い状態で発症しています。

　患者さんは受診後すぐに腹部エコーで大動脈瘤破裂を疑われ，点滴で生理食塩水を全開で負荷しました。その後，腹部CTとなりすぐに心臓血管外科コンサルトとなりました（図1）。しかし，心臓血管外科医が到着後に急に意識レベルが低下し，血圧が触知不能となり下顎呼吸となり心肺停止となりました。蘇生処置にも反応せず，死亡となっています。

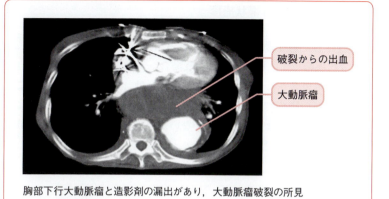

胸部下行大動脈瘤と造影剤の漏出があり，大動脈瘤破裂の所見

図1　腹部造影CT

【慢性の腰痛患者さんでの注意点】
①慢性腰痛でもレッドフラッグサインは確認すること
- いつもとの性状・程度の違い
- 急性発症，安静時での増悪
- バイタルサインの変化

②医療機関で精査済みでも重篤な疾患が見逃されている可能性あり
③高齢者で高血圧の既往のある患者さんの腰痛に大動脈瘤あり

　腰痛の背後にはこのような重篤な疾患が隠れている可能性があります。この患者さんも，よくよく病歴を聞いたら以前から安静時の増悪の病歴や腹部の拍動性腫瘤の有無なども言っていたのかもしれません。ぜひ，以前に精査済みといっても整形外科的な精査済みなだけかもしれません。レッドフラッグサインの有無は確認するようにし，レッドフラッグサインがある場合には患者さんに「その病歴がおかしいと言われた」と医師に言うように指示して受診勧奨してください。医師も必ずしもレッドフラッグサインをすべてチェックできているわけではなく，患者さん自身も医師の前では言い忘れたりして薬剤師さんにしか言っていないことがあります。ご協力お願いします。

9 腰痛　腰が痛くて歩くのも大変で

腰が痛い ── 実は帯状疱疹

　ちょっとした病歴聴取で見つけられる疾患をもう1つ紹介しましょう。それは帯状疱疹です。腰が痛いという場合，実は帯状疱疹である場合があります。腰痛患者さん全例で皮膚を見ようとは言いません。大切なことは病歴で，ただの腰痛ではなく「服が擦れても痛い」かどうか聞くとよいでしょう。その場合には背中に発疹がないかを鏡などでご本人かご家族に確認してもらうとよいでしょう（図2）。

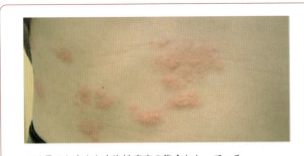

よく見ると小さな水泡性病変の集合となっている

図2　帯状疱疹の発疹

　帯状疱疹は初期には発疹が出ていないことも多いですので，服が擦れても痛いような腰痛で発疹がはっきりしない場合など，高齢者の腰痛患者さんでは，今後発疹が出ないか注意するように説明するとよいでしょう。というのも帯状疱疹は皮疹が出て72時間以内に抗ウイルス薬を投与しないと効果が期待できないとされます。特に高齢者では帯状疱疹後神経痛といって強い神経痛が残りやすいとされます。鎮痛薬で対応していると受診が遅れることがあるので注意してください。

腰痛で注目すべきOPQRST！（チェックシート⇒p.152）

　OPQRSTといっても，症状ごとにどのようなことに注目して聞いたらよいかは違います。腰痛で注目すべきOPQRSTとその病態をまとめてみましょう。在宅や薬局店頭などで活用してみてください。

冒頭の患者さんにはこんな対応を！

Step 2

痛みを見極める 腰痛

 薬剤師は患者さんからさらに話を聞き取り，レッドフラッグサインがないかどうか確認します。

薬剤師：もうちょっとお聞きしたいのですが，痛みは安静にすれば良くなりますか？

患　者：動かなければ楽です。

薬剤師：❶<u>たくさん聞いて申し訳ないのですが，持病はヘルニアだけですか？ 熱や体重減少があるとか，足やお尻のしびれ，おしっこが出にくいといったことはありませんか？</u>

患　者：持病は特にはないよ。熱もないし，体重もむしろ増えているかな。しびれもないな。

薬剤師：ちょっとこの血圧計で血圧などを測ってもよろしいですか？

患　者：❷<u>おっ，そりゃうれしいな。どうぞ。</u>

薬剤師：ご協力ありがとうございます。血圧は135/75 mmHg，心拍数は65回/分で特に問題はなさそうですね。

患　者：おっ，そっか。ありがとう。

薬剤師：いろいろお聞きしてすみませんでした。医療機関を受診したほうがよいサインは現時点ではありませんでしたので，鎮痛薬など対症療法でよさそうですね。❸<u>痛み止めなどご自分ですでに飲まれたりしていませんか？</u>

❶ レッドフラッグサインをしっかり確認しましょう。聞く際には「たくさん聞いて申し訳ないのですが」とか「重要な内容なので細かく確認させてください」といったフレーズを前置きに入れるとよいでしょう。

❷ 血圧を測ると喜ばれることのほうが多いでしょう。積極的にチェックしてください。

❸ 慢性腰痛のある患者さんは，以前の薬を持っていることがあります。特にNSAIDsの併用にならないように注意しましょう。

⑨ 腰痛　腰が痛くて歩くのも大変で

患　者：いや，飲んでいません。

薬剤師：ではこの痛み止めをお使いください。たくさん使用すると胃に負担がかかりますので，胃の痛みなどがあるようであれば中止し，医療機関を受診してください。また，安静時に痛みが悪化するとか，熱が出てくるとか<u>先ほど聞いたようなことが出てくるようであれば医療機関を受診してください</u>❹。あと，湿布や塗り薬などもありますがどうですか？

患　者：湿布とかも欲しいな。薬局にもいろいろあるんだね。

❹ レッドフラッグサインを用いて今後の注意事項として説明しましょう。

患者さんは非特異的急性腰痛症として経過をみていただいたところ，数日で良くなったと薬局に報告に来てくれました。痛みがある場合，レッドフラッグサインの有無を確認し，受診勧奨のタイミングを逃さないようにすることが大切です。また，各症状に関してどのような症状があったら医療機関を受診したらよいかといったパンフレットを置いておくとスムーズにいきやすいと思います。

OTC選びのポイント

腰痛でのOTC薬選択例は基本的には頭痛のときと変わりません。湿布や筋肉のこりをほぐす塗り薬（外用消炎鎮痛薬）などの真の効果は悩ましいですが，本人がそれでスーッとして気持ちよく，皮膚がかぶれたりしないのであればリラックス効果もありよいと考えます。

選択例

① ロキソニン®S

　→医療機関で処方できるロキソプロフェンナトリウムと同じ成分・量です。

症状が強い場合にはよい適応と思います。慢性頭痛患者さんでは漫然と使用する方が多い印象です。消化性潰瘍や腎機能障害などの説明もしっかりしましょう。

② タイレノール®
→ 基本成分はアセトアミノフェンのみです。症状が強くないとか，消化性潰瘍の既往がある場合には安全な薬の1つでしょう。ロキソニン®Sでも痛みが和らがない場合には追加してもよいでしょう。しかし，薬局で鎮痛薬を2剤併用するのであれば医療機関受診がよいでしょう。

③ 湿布や外用消炎鎮痛薬

⑨ 腰痛　腰が痛くて歩くのも大変で

OPQRSTチェックシート：腰痛

Onset（発症形態） いつから始まったか？ どのようにして始まったか？	突然か，急にかそれとも徐々にかを聞く。突然であれば血管などが破れる・裂ける・詰まる（腰痛ではねじれはない）などあり，大動脈解離や腎梗塞，胆石や尿管結石などがある。動作に一致して数分から数時間で起こるくらいの急にであれば，筋骨格系や膵炎・胆囊炎などの炎症性変化のことが多い。徐々にであれば慢性炎症や徐々に増大する腫瘍など（骨転移など）を考える。特に今回のイベント以前から繰り返している病歴がないか確認する。ぶつけた，ひねったなど受傷機転が明確であれば筋骨格系の可能性が高い。
Provocative & Palliative （増悪・緩解因子） 何をしたら良く・悪くなるか？	安静で改善する場合には筋骨格系のことが多いが，安静でも改善しない場合には筋骨格系以外として内臓疾患などのことがある。咳やくしゃみで悪化する場合も筋骨格系のことが多いが，お腹にも響く場合には内臓疾患でもよい。アルコールにて悪化するのであれば膵炎（慢性膵炎±急性増悪），脂っぽい食事で誘発されれば胆石発作のことが多い。
Quality（性状） どんなタイプか？	拍動性か（大動脈瘤など血管性），鋭い痛みか（筋骨格系，大動脈解離，胆石など），なんとも言えない鈍い痛みか，服が擦れてピリピリする場合にはそこに発疹がないか（帯状疱疹など）を確認したい。繰り返す病歴がある場合には，いままでと性状が違う痛みかどうかを丁寧に聞く。

Region（部位）/Related symptom（随伴症状） 場所は？/他の症状は？	部　位	随伴症状
	真ん中で背骨に圧痛があれば脊椎疾患（圧迫骨折，骨髄炎），真ん中でも背骨に圧痛がなければ膵炎や腹部大動脈瘤など。左右差ある肋骨脊柱角の痛みは腎臓のことが多い。左右差のある下部腰痛や臀部痛であれば，非特異的腰痛，ヘルニア，坐骨神経痛のことが多い。	発熱（感染症），吐き気・嘔吐，上腹部痛＋黄疸（消化器系），頻尿・排尿時痛・残尿感（泌尿器系），帯下の増加・出血（婦人科系），鋭い胸痛（心臓など血管系）を確認する。間欠性跛行，下肢のしびれ，感覚異常，膀胱直腸障害があれば神経症状とする。発疹（水泡性）で服が擦れて痛い場合は帯状疱疹。がんの既往・体重減少・高齢がそろえば骨転移など。うつ症状がないかも確認したい。

Severity（程度） どのくらいつらいか？	いままで生きてきたなかで一番痛いかを聞く。はっきりしない場合は，一番痛いのを10とするといくつくらいかと聞くのがよい（p.121のVisual Analogue Scaleを参照）。最高に痛い場合には血管系や石など。
Time course（時間経過） 症状の時間での変化は？	間欠的か持続的かを確認する。安静で改善することで間欠的ならば筋骨格系。持続的で安静で改善しなければ全身性疾患。レッドフラッグサインがなく，4週間経っても改善しない場合には感染症やがんなど全身性疾患の可能性を検討する。さらに，増悪しているのか軽快しているのかも聞く。

> レッドフラッグサインを見逃さない！

腰痛へのアプローチ

Step 2
痛みを見極める 腰痛

- 全身性疾患によって痛みが生じていないか？
- 痛みを増幅させたり長引かせる心理・社会的要因はないか？
- 外科的評価が必要となるような神経的障害はないか？

↓

安静時にも改善しない and/or 随伴症状を確認

↓

| 神経所見が認められるか？ | バイタルの異常があるか？ | いつもの腰痛と性状・程度が違うか？ |

↓

【緊急】腰痛のレッドフラッグサイン

- ☑ 急性発症で安静で改善しない or 進行性の増悪
- ☑ 両下肢のしびれや動かしにくさ，肛門周囲の感覚低下など神経所見がある
- ☑ おしっこや便が出しにくい（膀胱直腸障害の有無）
- ☑ ショックバイタル（収縮期血圧＜80mmHg または収縮期血圧＞80mmHg も心拍数＞100回/分）

⚠ こんな症状があったら，
脊髄圧迫病変や心血管疾患の可能性あり。
受診勧奨を！

【準緊急】腰痛のレッドフラッグサイン

- ☑ 50歳以上の初発　☑ 急性発症でなくても安静で改善しない（夜間痛）　☑ 緩徐であっても進行性　☑ 発熱　☑ 体重減少，がんの既往（特に乳がん・肺がん・前立腺がん）

準緊急のレッドフラッグサインがあった場合は，数日は鎮痛薬で経過をみることはかまわないが，一度は受診を勧める。

このレッドフラッグサインを用いて，今後の注意事項として受診のタイミングを説明すること。「現時点では緊急のサインはなさそうですが，今後このような症状が出ないか注意してください。出てくるようでしたら医療機関を受診してください」と説明するとよいでしょう。

9 腰痛　腰が痛くて歩くのも大変で

腰痛にまつわる素朴な疑問　医師はどんな説明をしている？

Q 急性腰痛の場合，安静にしているのがよいのでしょうか。また，ベルトやコルセットを使用したほうがよいですか？

A 急性腰痛ではベッドでの安静がよさそうな気がします。ただ昔はそのように勧められてきていましたが，必ずしも根拠はないとされています[1]。大切なことは絶対安静とまでは言う必要はなく，「急性期で痛みが強くてというのであれば横になっていてもいいですが，早く動き始めても悪いということはありません」という言い方がよいとされます。急性腰痛の治療は「NSAIDsをベースにして数日以内の安静と早期の離床」が重要です。海外のガイドラインでは急性腰痛の治療に整体も勧められていますが，当たりはずれも大きいかもしれません。よく使用されるコルセットやベルトに関しては有効であるというエビデンスに乏しいとされます。しかし，急性期では効果を実感することがあり，患者さんによっては試してみてもよいでしょう。ただし急性期を過ぎてもダラダラ使用するのは避けましょう。かえって筋肉が落ちてしまい，腰痛が慢性化したり悪化する可能性もあるとされます。

　繰り返しますが，急性腰痛ではNSAIDsと症状が強い場合の数日の安静ですが，早期に通常の日常生活に戻し，痛みが楽になったらストレッチや筋力トレーニング，腰痛体操[3]を開始してもらうというのが重要です。

▶引用文献

1) Deyo RA, et al：Low back pain. N Engl J Med, 344：363-370, 2001
2) 金城光代，金城紀与史，岸田直樹・編：ジェネラリストのための内科外来マニュアル．医学書院，2013
3) 腰痛体操（http://youtuutaisou.blogspot.jp/）

Memo

Step 2　痛みを見極める

10 膝が痛くて…何かいい薬ある？
関節痛

前項のおさらいと本項のねらい

　前項は腰痛の患者さんについて考えてみました。腰痛はとても多い訴えですが，医療機関を受診しても原因がはっきりしないものが多く，基本的には対症療法が多いことを確認しました。また，頻度は高くありませんが，医療機関を受診すべきレッドフラッグサインについても確認しました。腰痛のなかには極めて緊急な疾患が紛れ込むこともあるため，必ずレッドフラッグサインをチェックするようにしましょう。そして，薬局薬剤師さんが腰痛患者さんの話を聞く1人となり，日常生活や心のサポートにもご協力いただければと思います。

　さて，本項もStep 2「痛みを見極める」として関節痛について考えてみましょう。関節痛も高齢者の悩みとしては多く，医療機関を受診するほどではないけれど，時々の痛みで困っている人は多いでしょう。関節症状で最も多いのは膝で，その原因のほとんどは変形性膝関節症とされます。日本では整形外科を標榜しているクリニックや単科病院が多いので，かぜの患者さん同様にそこへ関節痛の患者さんが殺到していると思われますが，さらに薬局がサポートすることでよりきめ細やかな対応ができ，医療機関の受診を減らすことは可能と考えます。的確に医療機関の受診を勧められるようになりましょう。では症例をもとに考えてみましょう。

　薬局に60代前半の男性が，「膝が痛くて薬が欲しい」と言ってやってきました。

患　者：膝が痛くて，歩くと痛いんだよ。何か痛み止めちょうだい。

薬剤師：それはおつらいですね。いつからあるのですか？

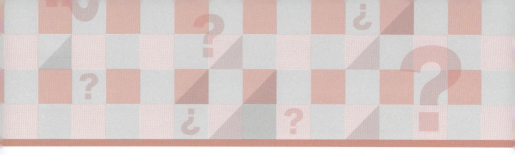

患　者：今朝からだよ。いてててて…。
薬剤師：そうですか。❶もともと膝が痛いといった症状はあるのですか？
患　者：うーん，ときどきはあるかな。庭いじりをした後とか。けど膝で病院に行ったことはないよ。
薬剤師：そうですか。❷今回はいつもの膝の痛みと場所や性状は同じ感じですか？　いつもとの違いはありますか？
患　者：いつもより痛いから来たのさ。早く薬もらえないかい。いてててて。
薬剤師：（うーん，そんなに痛いなら早く病院に行けばいいのになあ。あと何を聞けばよいかなあ…）あと，ほかに症状はないですか？　飲んでいる薬とかありませんか？
患　者：ほかに症状？　ないよ。飲んでる薬もないな。早めに頼むよ。最近，❸ロキソニン®って薬局でも買えるんでしょ。それがいいなあ。
薬剤師：はあ，わかりました。

❶もともと膝の痛みがあるかを聞くことはとても重要です。

❷慢性の症状がある場合には，頭痛のときと同じく，その性状や程度の変化を聞きましょう。

❸自分から薬の名前を言ってきています。薬に詳しそうで何かおかしいですね。

➡ さて，この患者さんにあなたはどのように対応しますか？

10 関節痛　膝が痛くて…何かいい薬ある？

解説

関節痛を訴える患者さんではどのようなことを聞いたらよい？

　関節痛を訴える患者さんにはどのようなことを聞いたらよいでしょうか？　ここは本Stepの⑦（p.120）でもご紹介した「症状を効率的に漏れなく聞くコツ：OPQRST」を思い出してください。関節痛を来す疾患の1つにリウマチ・膠原病疾患があり、医師にとってもその診断は難しいと思われていることが多いのですが、実は詳細な病歴聴取で診断に必要な情報のほとんどを得ることは可能ともいわれています。ぜひ薬局薬剤師さんもその情報収集にご協力いただき、受診勧奨が必要な場合は的確にしていただければと思います。関節痛では以下に注目してOPQRSTを聞きましょう。

関節痛で注目すべきOPQRST！（チェックシート⇒p.166）

　OPQRSTといっても、症状ごとにどのようなことに注目して聞いたらよいかは違います。関節痛で注目すべきOPQRSTとその病態をまとめてみましょう。在宅や薬局店頭などで活用してみてください。

関節が腫れているのかいないのか？

　関節症状の病歴を聞くときに、「それが腫れているのかいないのか」で考える疾患が変わります。また緊急度も変わるでしょう。簡単に言えば、腫れていれば関節痛だけではなく関節炎まであるということになり、多関節であれば関節リウマチなどの全身性炎症性疾患の可能性がありますし、単関節であれば変形性関節症や痛風・偽痛風でもよいのですが、今後の経過では細菌感染によるもの（化膿性関節炎）➡ⓐかもしれないのでという説明もする必要があります。化膿性関節炎だった場合には早めに関節ドレナージ（排液）をしないと関節の機能が戻らなくなる場合があります。ではどの

ⓐ 化膿性関節炎は関節の細菌感染症で、膝のけがや感染症により関節内に細菌が侵入して炎症が起こります。関節の腫脹や痛みに加え、全身症状として発熱と発赤がみられることもあります。進行すると早期に関節破壊を招き、関節機能を障害することもあります。

ようにして，関節が腫れているかを判断したらよいでしょうか？

　痛みに加えて発赤・熱感・腫脹・可動域制限などが存在すれば関節炎となりますので，丁寧な身体所見が重要となります。しかし，わかりやすいものは誰が見てもわかることが多いのですが，身体所見をとってもわかりにくい程度の関節炎の判断が難しいところです。実際にはこの程度の患者さんが多く，現場でも困ります。身体所見をとると言われると薬剤師さんも困るかもしれません。そこで，臨床的にも有用だと感じるコツをいくつか紹介しましょう。1つは，見た目ははっきりしなくても，可動域制限を伴う場合は関節炎と考えてよいということです。可動域制限に関しては，身体所見というよりは本人に動かしてもらい，動かす範囲（可動域）がいつもより狭い（制限）かどうかで判断できます。もう1つは，関節痛を訴える患者さんには，患者さんに「腫れていると感じますか？」と聞くとよいでしょう。関節炎がある患者さんは自分で腫れを自覚していることが多く，自分で腫れを自覚していない関節炎はとても珍しいです。つまり，関節に関しては身体所見より本人の訴えのほうが有用だと感じることが多いのです。実際，自分は50代くらいの女性の患者さんを診察し，手の関節が腫れているなぁと思って患者さんに「太くなって腫れてますね」と言ったときに「いつもと変わりありません！　私の手はこのくらい太いです」と怒られたことがあります（女性の患者さんに，お腹を見て「妊娠していませんか？」と聞いてはいけないと医師は教わりますが，関節にも同じことが言えると反省しました）。関節が腫れているかは患者さんが気づいていますので，患者さんに聞き，腫れていると訴える場合は腫れている（関節炎になっている）と考えてアプローチすることが大切です[1]。

Step 2　痛みを見極める　関節痛

薬局における関節痛のレッドフラッグサインとは？

　では，どのような関節痛の場合に受診勧奨が必要でしょうか。ここは頭痛・腰痛と同じように関節痛のレッドフラッグサインとして覚えておくとよいでしょう。簡単に言えば腰痛同様に「安静時にも改善しない」and/or「随伴症状がある」場合で以下に注目して病歴をとってください。何より，いまはなくてもそのような症状がある場合には医療機関を受診してくださいねとの説明にも使えます。これらを認める場合には医療機関受診を勧めてください。

10 関節痛　膝が痛くて…何かいい薬ある？

関節痛のレッドフラッグサイン

- ☑ 急性発症で安静で改善しない or 進行性の増悪
- ☑ 関節炎がある場合
- ☑ 悪寒戦慄を伴う38℃以上の発熱がある場合
- ☑ ショックバイタル（収縮期血圧＜80mmHg or 収縮期血圧＞80mmHgも心拍数＞100回/分）

慢性関節痛の病歴がとれてもありうる，見逃してはいけない疾患

　関節痛も頭痛・腰痛同様に，慢性の病歴があると少し安心します。さらに，それがいつもと比較して性状や程度も変わらないと言われると，いわゆるいつもの関節痛でもよいことが多いでしょう。このように，関節痛でも腰痛・頭痛のときと同じような病歴聴取が役立ちます。しかし，慢性疼痛を訴える患者さんがちょっと悪化したと言ってもやっぱり侮れません。以下の症例をご紹介します。

主訴：膝関節痛
現病歴：
　ADL（日常生活動作）自立している高血圧・脂質異常症・変形性膝関節症の既往のある78歳女性。10年前より右膝痛が出現し，近医整形外科受診して変形性膝関節症の診断となった。ここ数年，膝の痛みも悪化傾向で，歩くのが嫌になり徐々に体重も増加していた。最近では痛みが強く，定期受診時にステロイドの関節注射を打ってもらうようになっていた。2日前からいつもの右膝の痛みが増悪し微熱もあったが，処方されている鎮痛薬がなくなり，かかりつけの整形外科に歩いて行くのも遠いため，近くの薬局で鎮痛薬を出してもらった。それでも改善せず，悪寒戦慄を伴う38℃の発熱があるが膝が痛く動けないため救急要請となった。

意識：傾眠傾向
バイタル：血圧75/45mmHg，心拍数120回/分，呼吸数26回/分
SpO_2：98%（room air）
心肺：異常音なし

四肢：右膝関節腫脹あり
来院後経過：
　来院時ショックバイタルで傾眠傾向だった。診察上，右膝関節の発赤・熱感・腫脹・疼痛あり，右膝関節穿刺を施行したところ，混濁した関節液を認めた。関節液培養で黄色ブドウ球菌（＋）となり，化膿性関節炎の診断となった。

　この患者さんは慢性の膝関節痛があり変形性膝関節症と診断もされています。当初はその増悪と思うのは間違った思考ではありません。しかし，関節症状が悪化しているため関節注射が最近頻回に行われているという病歴があることに注目すべきでしょう。関節症状のコントロールのために関節注射がよく効くことがあり，よく行われていますが，頻回にやると感染のリスクがあります。最初の来局時にそれを判断することは難しいですが，悪化時の受診のタイミングとして，よりしっかりと受診勧奨について説明することはできたかもしれません。また，慢性の膝関節痛があり変形性膝関節症と診断されている患者さんでは，「すでにNSAIDsを処方されていて頻回に使用して足りなくなった」といった経緯で来る方もいて，それを聞き漏らすことがあります。患者さん自身も積極的には言わないこともあり，こちらから聞くようにしましょう。NSAIDsの過量服用により，消化性潰瘍による出血や腎障害が起こったりすることがありますので，これまでのNSAIDs使用についてしっかり聴取するようにしましょう。
　この症例からの学びとして以下のような注意点があると考えます。

【慢性の関節痛患者さんでの注意点】
① 頻回の関節注射の病歴
　　→ 今回は化膿性関節炎かもしれない
② NSAIDsの過量服用となっていないか？
　　→ 消化性潰瘍による出血，腎機能障害があるかもしれない

最も多い変形性膝関節症の基本事項と内科的治療

　高齢化に伴い，今後も変形性膝関節症は増える一方だと思います。変形性膝関節症は膝の内側の痛みを訴えることが多く，進行するとO脚になる

Step 2　痛みを見極める　関節痛

10 関節痛　膝が痛くて…何かいい薬ある？

ことが多いとされます。原因か結果なのかの判断は難しいですが，肥満がある人が多いともいわれます。その理由としては，肥満になると体の重心が膝の内側に移り（正常では重心は膝の中心），軟骨や半月板の変形へとつながるからです。水がたまることがよくありますが，それだけでは熱感や発赤などはありませんので関節炎との区別は可能です。

　内科的治療として，一番は減量です。膝には全体重の80％以上がかかるとされています。肥満が変形性膝関節症の原因なのか結果なのか？　といわれるように，患者さんは減量に関しては多くの"できない"という言い訳をされますので，薬局で栄養指導などのフォローもしていただけることがとても大きいと思います。そのほか，補助具として杖を使うとか筋力アップの訓練（特に大腿四頭筋訓練）が有用とされます[2]。こういう筋力アップ体操なども病気になる前の活動として地域の健康維持増進プロジェクトなど薬局でしていただけるとよいと感じます。そのほか膝の不安定性がある場合にはサポーターをつけるとか，痛みが強い場合には消炎鎮痛薬があります。グルコサミンやコンドロイチンなどの民間療法に関しては一部有用という報告もあり[3]，プラセボ効果かもしれませんが，患者さんのお金のことにも配慮して，高いものでなければ薬局での対応をお願いします。ステロイド注射はよく効きますが，痛みがひどいときなど限定的に使用するべきとされ，年間4回くらいにとどめるべきとする意見もあります。さまざまな点で薬局でのサポートが大切な分野と感じます。

冒頭の患者さんにはこんな対応を！

薬剤師は患者さんからさらに話を聞き取り，レッドフラッグサインがないかどうか確認します。

薬剤師：ロキソニン®は以前使ったことがありますか？

患　者：痛風でときどき足が痛くなるんだよね。それで飲んだことがあって聞いたんだ。

薬剤師：そうなのですね。持病を聞くのを忘れていました。ほかに持病はありますか？ あと，何回くらい痛風で足が痛くなったことがあったのですか？

患　者：持病っていうか尿酸が高くて痛風って言われたのと，コレステロールが高いくらいかな。足は結構痛くなるんだ，いままで5〜6回はあるかな。病院行っても待たされるからさ。

薬剤師：そうなのですね。ほかに❶<u>熱やガチガチ震えるくらいの寒気があるとか腫れている感じがあるといった症状はありますか？</u> 最近，もらった痛み止めは使ってないですか？

患　者：熱は測っていないなぁ。寒気はないよ。膝の腫れている感じはちょっとだけあるかもしれないくらいだから大丈夫だよ。最後の発作は3カ月前でそれ以来痛み止めは飲んでないよ。

薬剤師：ちょっと血圧と熱を測らせていただきますね。えーと，❷<u>血圧は140/85mmHg，心拍数は62回/分，体温は37.4℃で微熱</u>がありますね。

患　者：あら，ちょっと微熱あるんだね。

薬剤師：痛風発作がこれまで何度もあったようで，しかも尿酸を下げる治療をされていないので痛風発作の1つとして関節が痛くなった可能性が高いと思います。いまは腫れも強くないようですし微熱程度で緊急性はないと感じられるかもしれません。しかし，❸<u>ほかの疾患の可能性，例えば細菌感染の可能性もあります。痛風としてこの痛み止めを飲んで良くなっても，一度尿酸値のチェックや尿酸を下げる薬</u>

Step 2
痛みを見極める　関節痛

❶関節痛のレッドフラッグサインを確認しましょう。

❷バイタルサインの測定は大切ですね。

❸受診しなくてはいけない理由を適切に説明できるようになりましょう。

10 関節痛　膝が痛くて…何かいい薬ある？

　　　　を飲むかも含めて内科を受診したほうがいい
　　　　かと思います。少しでも悪化するようでした
　　　　ら必ず医療機関を受診していただけますか？
患　者：病院行くの嫌だな。
薬剤師：きちんと尿酸値を下げることで発作の頻度を
　　　　減らすことができるかもしれませんよ。あと，
　　　　❹痛み止めも飲み過ぎると胃潰瘍になって出血
　　　　したり，腎臓の機能も悪くなったりするので，
　　　　きちんとチェックしてもらったほうがいいと
　　　　思います。尿酸が高いと腎臓の機能も悪くな
　　　　りやすいので。
患　者：そうなんだ。それじゃあ早めに時間作って行
　　　　くよ。

❹副作用に関する説明もしっかりしましょう。

関節が腫れる良性疾患 ── 痛風・偽痛風

　痛風は尿酸値が高い男性に多い病気で，典型的には母趾基部（親指の付け根）が痛くなり腫れてきます。何度も繰り返す人がいて，腫れる前にその初期症状としての軽い痛みに気がつき，また痛みではない症状で「むずむずしていつもの痛みになりそうだから」として来られる方もいると思います。できるだけ初期に対応するほうがよく，NSAIDsだけではなく医療機関ではコルヒチンなども処方されます。実はこの痛風は，典型的には上記どおり母趾基部なのですが，発作を何度も繰り返している人ではほかの関節に起こることもあるとされます。なので，痛風発作を繰り返している方では本症例のように，母趾基部ではなく膝や肩などに来ることがあります。典型的な部位ではないことや，繰り返す発作のコントロールのためにも医療機関に受診するようにするのがよいでしょう。このような患者さんはコンプライアンスが良くない方も多く（だから繰り返す），受診理由をしっかりと説明できるようになることが重要です。何らかのNSAIDsを出すと良くなってしまうので，良くなっても受診する必要がある（繰り返しているとか頻回

のNSAIDs服用による副作用）ことを説明しましょう。

また，変形性膝関節症でも関節炎を起こすことがあり，偽痛風とよばれます ➡ ⓑ。これも命に関わることはなく何らかのNSAIDsで良くなってしまいますが，変形性膝関節症としてもコントロールが不十分であることが多く，細菌感染などの可能性もありますので，良くなった場合でも，緊急性はないかもしれませんが関節炎まである場合には医療機関を受診していただくようにするほうがよいでしょう。

OTC選びのポイント

選択例は基本的には腰痛・頭痛のときと変わりません。グルコサミンやコンドロイチンなどの民間療法に関しては一部有用という報告もあり考慮してもよいでしょう。変形性膝関節症のところで説明した内科的治療への薬物療法以外のサポートもお願いします。

選択例

① タイレノール®
→基本成分はアセトアミノフェンのみです。患者さんのベースの腎機能などがわからないことも多く，高齢者でも安全に使える薬を選択することが重要です。

② ロキソニン®S
→医療機関で処方できるロキソプロフェンナトリウムと同じ成分・量です。症状が強い場合には良い適応だと思います。関節痛を訴えることが多い高齢者には長期・頻回の使用への注意事項，消化性潰瘍や腎機能障害などの説明もしっかりしましょう。

③ グルコサミンやコンドロイチン
→患者さんの金銭的な側面にも配慮して使用しましょう。

④ サポーター，湿布や外用消炎鎮痛薬

ⓑ 痛風は体内に尿酸が蓄積・結晶化して関節に析出することで起こりますが，偽痛風ではピロリン酸カルシウムの結晶が原因となって痛風と似た症状を引き起こします。痛風は男性に非常に多く認められるのに対して，偽痛風では男女差がないとされています。

10 関節痛　膝が痛くて…何かいい薬ある？

OPQRSTチェックシート：関節痛

Onset（発症形態） いつから始まったか？ どのようにして始まったか？	急性発症か緩徐な発症か，それとも慢性にある症状の急性増悪かを確認する。転倒したりぶつけたりといった受傷機転があれば打撲，膝蓋骨骨折，関節内出血などがある。関節リウマチでは慢性の経過がほとんど。よく関節注射をしていて，その後から起こった場合には感染症を考える。
Provocative & Palliative （増悪・緩解因子） 何をしたら良く・悪くなるか？	活動時のみ悪化し，安静で改善する場合には筋骨格系のことが多く，変形性関節症などの良性疾患が多い。安静でも悪化し，活動でも悪化する場合には関節リウマチや感染症など炎症性疾患の可能性あり。
Quality（性状） どんなタイプか？	腫れている感じがしないかを確認する。腫れていると自覚する場合には，関節炎まできたいしていると考える。変形性関節症でもよいが，痛風・偽痛風などもある。朝に手指がこわばる感じは関節リウマチに特徴的とされる。

Region（部位）/Related symptom（随伴症状） 場所は？/他の症状は？	部位	随伴症状
	大関節（手関節，肩関節，膝関節，股関節など）か，小関節（手足の指）か，1カ所（単関節）か複数カ所（多関節）かを確認する。変形性関節症は単関節のことが多く，関節リウマチでは対称性の多関節のことが多い。	発熱，体重減少，腫れ，発疹，筋力低下，朝のこわばり，呼吸苦などを確認する。あれば関節リウマチ，膠原病疾患など全身性疾患を示唆する。痛みが全身性で，関節だけではなく筋肉にもありはっきりしない場合は線維筋痛症や甲状腺疾患，精神的なものである可能性がある。

Severity（程度） どのくらいつらいか？	いままで生きてきたなかで一番痛いかを聞く。はっきりしない場合は，一番痛いのを10とするといくつくらいかと聞くのがよい（p.121のVisual Analogue Scaleを参照）。
Time course（時間経過） 症状の時間での変化は？	間欠的か持続的かを確認する。安静で改善することで間欠的ならば筋骨格系。持続的で安静で改善しなければ全身性疾患。朝のこわばりは，関節リウマチでは30分以上が目安となる。変形性関節症でも認めるが，原則30分未満。

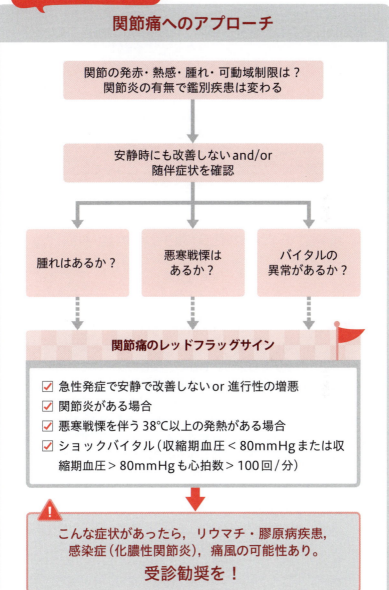

このレッドフラッグサインを用いて，今後の注意事項として受診のタイミングを説明すること．「現時点では緊急のサインはなさそうですが，今後このような症状が出ないか注意してください．出てくるようでしたら医療機関を受診してください」と説明するとよいでしょう．

10 関節痛　膝が痛くて…何かいい薬ある？

関節痛にまつわる素朴な疑問　医師はどんな説明をしている？

Q 関節痛は冷やしたほうがよいですか？　それとも温めたほうがよいですか？

A 患者さんからよく聞かれる質問ですが，簡単に言えば，①急性の関節痛で熱感や腫脹がある場合は冷やす，②慢性の関節痛で熱感などなければ温める，③慢性の関節痛でも急性増悪で熱感や腫脹がある場合には冷やす，となるでしょう。これは炎症がある場合（熱感や腫脹がある場合）に温めてしまうと血流が増加して炎症が強くなり痛みが悪化するとされるからです。よって，冷やすだけではなくRICEという，けがの応急手当ての4つの原則と同じような対応が症状緩和につながります。

　　　　1. Rest（安静）
　　　　2. Ice（冷却）
　　　　3. Compression（圧迫）
　　　　4. Elevation（挙上）

　これに対して，慢性的な痛みは患部を温めるほうが良くなることが多いでしょう。しかし，慢性の関節痛の場合には冷やしたほうが良くなるという方もそれなりにいて，原則は原則として患者さんごとに話を聞きながら対応するのがよいと思います。何より，患者さんが効果があるというものは，エビデンスも大切ですが尊重するという姿勢が重要だと感じます。ちなみに，天気が悪くなると関節痛が悪くなるという方，もしくは関節が調子悪いから雨が降りそうだとか言う方がいますが，あながち間違いではありません。低気圧によって関節を構成する滑膜，じん帯や筋肉などにむくみを生じ，関節液がしみ出るのではないかとされています。このため，関節内やその周囲がむくみ，痛みの原因となるとされます。特に梅雨の時期にリウマチ患者さんの多くが症状が悪くなるので，梅雨に入りそうになったら薬をあまり積極的には減らさないようにすることもあります。

▶**引用文献**

1) 岸田直樹：誰も教えてくれなかった「風邪」の診かた．医学書院，2012
2) 人工関節の広場：筋力トレーニング（http://www.hiroba-j.jp/kansetsu/training/）
3) Richy F, et al：Structural and symptomatic efficacy of glucosamine and chondroitin in knee osteoarthritis：a comprehensive meta-analysis. Arch Intern Med, 163：1514-1522, 2003

Step 3

消化器症状を見極める

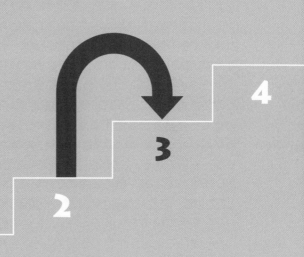

Step 3　消化器症状を見極める

11 下痢が止まらなくって
下痢（ウイルス性胃腸炎：お腹のかぜ）

前項のおさらいと本項のねらい

　前項は関節痛の患者さんについて考えてみました。関節痛は特に高齢者にとても多い訴えですが，そのほとんどは変形性関節症で膝関節痛となります。特効薬といえるものはあまりなく，減量などの生活習慣の改善や筋力アップ訓練などのサポートが重要です。よって，薬局薬剤師さんが膝関節痛患者さんの話を聞く1人となり日常生活や心のサポートもご協力をお願いできればと思います。また，関節痛における薬局でのレッドフラッグサインについても確認しました。高齢者で関節炎がある場合には，単関節であればその多くは偽痛風かもしれませんが，化膿性関節炎の可能性もありますので，NSAIDsですかっと良くならなければ医療機関を受診していただくようにするとよいでしょう。関節痛だけなのか，それとも関節炎まであるのかを見極めるコツについても再度確認しておいてください。

　さて，本項からは消化器症状を訴える場合について考えてみましょう。消化器症状とは簡単にいえば吐き気・嘔吐，腹痛，下痢の3症状を指しますが，本項ではそのなかでも下痢を強く訴える場合について考えてみたいと思います。咳・鼻・喉の3症状にはあてはまりませんので，いわゆる"かぜ"ではないことになるのですが，一番多いのはいわゆるお腹のかぜであるウイルス性胃腸炎でしょう。ウイルス性胃腸炎かどうかはどのように判断したらよいでしょうか？　その際に受診勧奨すべきタイミングはどのようなときかを考えてみましょう。

 薬局に40代前半の男性が「下痢がつらいから薬が欲しい」と言ってやってきました。

患　者：下痢がつらくって…。かぜですかね。けど仕

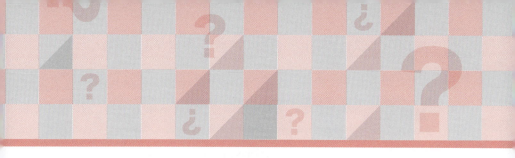

事は休めないし，何か薬もらえますか？

薬剤師：それはおつらいですね。いつから❶どのくらいあるのですか？

患　者：2日くらい前からです。回数は昨日は10回くらいありました。

薬剤師：そうですか，それは大変ですね。下痢以外の症状はありませんか？

患　者：微熱と節々が痛いですが，それ以外は特にないですね。

薬剤師：そうですか。❷咳・鼻水・喉の症状はまったくないですか？

患　者：はい。最初はちょっとムカムカはありましたが，いまは大丈夫です。

薬剤師：熱は何℃くらいですか？ ❸ガチガチ震えたりはしませんでしたか？

患　者：熱はあっても37℃前半くらいですね。震えたりはありません。

薬剤師：お腹は痛くはないですか？

患　者：はい。お腹は痛くないです。とにかく昨日はトイレに何回も行かなくてはならず，仕事にならなくて…。何か良い薬はないでしょうか？

❶回数をしっかり聞きましょう。

❷最初にかぜですか？ と患者さんは聞いていますので，かぜの3症状チェックをしましょう。

❸熱を聞くときは悪寒戦慄の有無をしっかり確認しましょう。

➡ さて，この患者さんにあなたはどのように対応しますか？

11 下痢（ウイルス性胃腸炎：お腹のかぜ）　下痢が止まらなくって

解説

下痢が一番つらい症状という場合はどのように考える？

　本書では咳，鼻，喉3つの症状に注目してきましたが，この患者さんにはそれらがなく，しかも熱のみでもなく，下痢が一番つらい症状とのことです．下痢を来す疾患にはさまざまなものがありますが，急性の下痢となるとその原因のほとんどはウイルス性胃腸炎（お腹のかぜ）となりますので，本項では胃腸炎についてじっくり考えてみたいと思います．胃腸炎はそのほとんどがウイルス性で，いわゆるお腹のかぜであり，そうなるとできることはしっかりと水分補給をすることと症状への対症療法のみです．脱水が強くなければ医療機関を受診してもそれほどメリットはなく，かぜ同様にセルフケアとして薬局で対応していただくとよいでしょう．明確な"かぜ"の定義からは外れますが，ウイルス性胃腸炎 ➡ ⓐ となれば患者さんには「お腹のかぜみたいなものです」と言ってもよく，そのほうが安心でき理解されやすいと感じます．実際の定義と患者さんへの説明に乖離がありますが，そこは使い分けても許される説明であると思います[1]．また，胃腸炎には細菌性もあることから，受診勧奨すべきタイミングについても考えてみたいと思います．

細菌性かどうかをどのように判断するか？

　下痢を強く訴える患者さんの場合，ウイルス性か細菌性かと考えるでしょう．細菌性であれば抗菌薬を処方してもらうために医療機関を受診していただく必要がありそうです．しかし，**実際には細菌性胃腸炎でも抗菌薬は絶対に必要というわけではありません**．よって，胃腸炎では細菌性だったとしても全例抗菌薬の適応ではないということ，よって必ずしも細菌性かそれともウイルス性かをしっかりと見極められなくてもよいということを知

ⓐ ウイルス性胃腸炎の原因としてはノロウイルス，ロタウイルス，アデノウイルスなどがよく知られています．治療は水分補給や制吐薬，整腸薬などの対症療法が主になります．一方，細菌性胃腸炎の原因としてはキャンピロバクター，サルモネラ，ビブリオ，腸管出血性大腸菌（特にO-157）が有名です．途上国などの海外渡航歴があればコレラ，赤痢，腸チフスなども考慮する必要があります．

ることが重要です。胃腸炎は細菌性であっても基本的には勝手に良くなる疾患の1つとされます。また，O-157などの食中毒の原因である腸管出血性大腸菌の場合でも抗菌薬は積極的には推奨されません。よって細菌性でも抗菌薬は必要がないことがほとんどなのですが，ひとまず，細菌性かどうかをどのように判断するかについて考えてみましょう。

　結論から言うと，細菌性かウイルス性かを症状・所見から判断することは極めて難しいとされますが，一般的には以下の3つがある場合により細菌性を疑うとされています[2]。

ここがPOINT❗

細菌性胃腸炎を疑う所見

①38℃以上の発熱　②下痢が1日6回以上　③腹痛が強い

　実際にはこれらを満たしても細菌性である可能性はそれほど高くはないのですが，薬局ではこれら3つをすべて満たす場合には，症状が強いと見なし重症例として受診勧奨するということでよいと考えます。そのほか，細菌性でも治療が必要な場合としては，高齢者や免疫不全患者があります[3]。抗菌薬治療が必要ではないにしても，肉眼的血便がある場合には便培養検査などの必要性もありますので，受診勧奨としましょう。

胃腸炎の患者さんで最も大切なこと ── 脱水の評価

　胃腸炎の患者さんのほとんどはウイルス性で，基本的な治療は水分補給と対症療法になります。しかし，水分補給も点滴で補わないといけないほどかどうかが重要で，もしそうであれば受診勧奨すべきとなります。では脱水の程度はどのように評価したらよいでしょうか？　症状からは口渇，腋窩（わきの下）の乾燥があると軽度の脱水を示唆するとされます。しかし，口腔内乾燥は感度は高い所見ですが（85％程度），特異度は低く（60％程度），口腔内乾燥があっても脱水が強いとは限りません。ではどのようにしたらよいでしょうか？　そこで，1つの指標として起立試験を紹介します（表1）。

11 下痢（ウイルス性胃腸炎：お腹のかぜ）　下痢が止まらなくって

表1　起立試験による脱水の評価

パラメータ	Class I	Class II	Class III	Class IV
体液量減少（%）	＜15%	15〜30%	30〜40%	＞40%
心拍数（回/分）	＜100	＞100	＞120	＞140
起立時の血圧	正常	正常	20mmHg以上の低下	20mmHg以上の低下

　これは患者さんに臥位から立位（もしくは座位でも足をぶらぶらさせた状態で測定）になってもらうもので，臥位のときと立位にしてからそれぞれ1分後にバイタルサインを測定し，心拍数の変化や収縮期血圧の変化をみる検査です。一般的に心拍数が20回/分以上上昇もしくは収縮期血圧が20mmHg以上の低下を認めた場合に陽性と考え，その場合にはClass III以上の体液量減少，つまり30〜40%以上の減少を表し，点滴による脱水の補正が必要とされます。薬局では実際に臥位から座位にすることはできない場合であっても，立位でのバイタル測定で心拍数が120回/分以上あるとか，普段の血圧がわかる場合にはそれよりも20mmHg以上低いようであれば，脱水が強いと考えてもよいと考えます。また，在宅では測定可能でしょうし，脱水だけでなく出血の程度の評価としても使えます。

胃腸炎も3症状チェック！

　急性の下痢の原因で最も多いのはウイルス性の胃腸炎です。しかし，Step 1でご紹介したかぜ同様にウイルスを同定することで診断するのは医療機関でも極めて難しいのが現状です。胃腸炎を引き起こすウイルスの検査はいくつかあるのですが，それは胃腸炎を引き起こすウイルスのごく一部に過ぎず，検査ができたとしても感度が不十分であったり（特に迅速検査），時間とお金がかかる検査だったり（PCR検査など）します。よって，ウイルス性の胃腸炎をかぜと同様に診断するのは臨床症状以外にはないということになります。

　では，かぜ同様に自信をもってウイルス性胃腸炎と言えそうな場合はどのようなときでしょうか？　ここでもStep 1の「かぜ様症状を見極める」と同じく，"胃腸炎の3症状チェック"が役立ちます。

ここがPOINT!
ウイルス性胃腸炎（お腹のかぜ）の定義

吐き気・嘔吐，腹痛，下痢の3症状が，「急性に」，「同時に」，「同程度」存在すれば，それをウイルス性胃腸炎（お腹のかぜ）とする
➡ "3症状チェック"

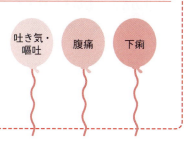

胃腸炎の3症状チェックをする際のコツ

　なんと胃腸炎も，Step 1同様に3症状チェックが有用です。チェック項目は，胃腸炎ですので咳，鼻汁，咽頭痛ではなく，吐き気・嘔吐，腹痛，下痢の3症状になります。典型的なウイルス性胃腸炎の自然経過を図にしましたのでそれもご覧ください（図1）。ここも病歴聴取にはちょっとしたコツがありますので参考にしてみてください。

- "かぜの3症状チェック"のときと同じく，この3症状が，ある瞬間から急に同時に同程度出るという意味ではありません。図1にあるように，最初は吐き気・嘔吐からスタートし，24時間くらいの経過で腹痛や下痢もそろうという経過が典型的です。

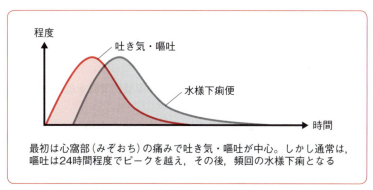

図1　ウイルス性胃腸炎の自然経過

11 下痢(ウイルス性胃腸炎:お腹のかぜ) 下痢が止まらなくって

- 腹痛は明確に指で指し示せるようなピンポイントのものではなく,やや広範囲の漠然とした間欠痛のことが多いです。
- 3症状のなかでも最も胃腸炎を示唆するのは下痢です(かぜでは鼻水)。特に,頻回の水様下痢が特徴で,「お尻からおしっこが出るような感じですか?」と聞くとよいでしょう。「便が赤いとか黒いとかないですか?」と,血便・黒色便ではないことも確認すること。
- シックコンタクト(胃腸炎の人との接触歴:特に子ども)があればさらに疑います。
- 3症状がすべてそろわない早期の受診の場合でも2つは欲しいところです。3症状がそろわなくても,「これから24時間くらいの経過で3つそろうようでしたらお腹のかぜですね」と説明しましょう。
- 3症状がそろっていない場合は必ず虫垂炎の可能性を説明しましょう。「右下腹部に限局した痛みが出るようでしたら虫垂炎の可能性があるので医療機関を受診してください」と説明しましょう。

急性の下痢のレッドフラッグサインとは?

　急性の下痢がある場合に医療機関を受診させるタイミングはどのような場合でしょうか。これまでの内容をもとに整理してみましょう。

急性の下痢のレッドフラッグサイン

以下の3つをすべて満たす場合(重症例)
- ☑ 38℃以上の発熱
- ☑ 下痢が1日6回以上
- ☑ 腹痛が強い

上記以外に以下を1つでも認める場合は医療機関受診を勧める
- ☑ 血便を認める場合
- ☑ 高齢者や免疫不全患者
- ☑ 脱水が強い場合(起立試験でClass Ⅲ以上の脱水)

胃腸炎は特に冬季はとても多いですが，健康成人が受診したところで，医療機関でもできることはあまりありません。ウイルスに効く薬はありません。点滴を希望される患者さんは多いですが，診察上，脱水も強くはない場合に，ほかの感染症の患者さんもいるなかで外来で1〜2時間もかけて点滴するのはそれほどお勧めできません。点滴というと患者さんは栄養を補ってもらっていると思いがちですが，末梢ルートから短時間で投与できるものは基本的には塩水で，カロリーを入れようとしてもおにぎり半分くらいしか入らないでしょう。しかし，栄養を数日とらないことで命に関わることはあまりなく，口からしっかりと水分をとることをお勧めし，対症療法とすることが大切です。

冒頭の患者さんにはこんな対応を！

 薬剤師は患者さんからさらに話を聞き取り，レッドフラッグサインがないかどうか確認します。

薬剤師：❶周りに同じようにお腹を壊している人はいましたか？

患　者：つい最近まで子どもが胃腸炎だといわれていましたが，❷良くなってきています。

薬剤師：そうですか。ではお子さんのをもらったのかもしれませんね。

患　者：やっぱりそうなのですか。子どもはかなり吐いていたんですけど，自分は吐かなかったので違うのかなと。

薬剤師：症状の出方は個人差がありますので。下痢はお尻からおしっこが出るような水みたいな感じでしたか？ ❸赤いとか黒いとかいったことは

❶シックコンタクト（接触歴）があればウイルス性胃腸炎をより示唆します。

❷十分シックコンタクトありと考えてよいでしょう。

❸出血の有無を聞きましょう。

11 下痢(ウイルス性胃腸炎:お腹のかぜ) 下痢が止まらなくって

ありませんでしたか?

患　者:はい。ジャーッと出てきます…。赤いとかいうことはなかったですね。

薬剤師:ちょっと血圧を測らせてもらってもよろしいでしょうか? 普段の血圧はいくつくらいですか?(座った状態で足をぶらぶらさせて測定)

患　者:血圧は健康診断とかで130/70mmHgくらいだったと思います。

薬剤師:血圧は135/75mmHg, 心拍数は80回/分ですね。❹脱水もそれほど強くなさそうですね。腹痛ははっきりしませんが経過からはお腹のかぜの胃腸炎ということでよさそうですね。最初ちょっと吐き気があって, いまは落ち着いてきていて水みたいな下痢になっているのと, 胃腸炎のお子さんとの接触もありますので。

患　者:でも仕事が忙しくて病院には行きたくないんです…。

薬剤師:胃腸炎であれば, 基本は対症療法ですので, 水分をしっかりとって下からどんどん出してあげたほうが, 早く良くなると思います。

患　者:そうですか。でも下痢があると仕事にならなくって…。

薬剤師:最近では胃腸炎の場合にはあまり下痢止めとかは使わないで, できるだけ口から水分をとってウイルスを出したほうが良くなるとはいわれています。なので理想的には下痢止めは無理して飲まないほうがいいのですが, ❺仕事に影響があるのは問題ですね。大切な仕事のときだけであれば下痢止めを飲むのは悪くはない

❹臥位でのバイタルは測れてはいませんが, 心拍数も100回/分以下で普段の血圧とも変わりはなさそうです。

❺理想はウイルス性胃腸炎であれば無理に下痢は止めないほうがよいのですが, 仕事に影響があるのであれば対応してあげましょう。

と思います。

患　者：わかりました。大切な仕事のときだけにします。

薬剤師：❻胃腸炎はうつりやすいので，できれば仕事は休んだほうがいいですが，休めるかどうかは会社と相談してください。難しい場合でも❼手洗いはしっかりしたほうがいいと思います。ご家族にもうつりやすいのでご家族も手洗いをお願いします。

患　者：ありがとうございます。

❻胃腸炎はどのウイルスも感染性がありますので，休めるのであれば休んだほうがよいですが，法的な縛りはありませんので会社のルールに従いましょう。

❼手指衛生の徹底やご家族への配慮が重要です。

OTC選びのポイント

　上のやり取りでもあったように，ウイルス性の胃腸炎であれば下痢止めは積極的には勧められません。乳酸菌製剤は，腸内で糖を分解して乳酸を産生しpHを低下させ，病原菌の発育を抑制するといわれています。旅行者下痢症や小児の急性下痢では有益かもしれないとはいわれていますが，しかし成人のウイルス性胃腸炎にどれくらい有用かは実際のところは悩ましいところです。抗コリン薬は過敏性腸症候群に伴う下痢には有効ですが，感染性の下痢には教科書的には使用しないほうがよいと書いていることが多いです（一生懸命出そうとして腸が動いているのを抑えることになります）。医療機関を受診しても，結局は整腸薬と，下痢がどうしても日常生活に影響を与える場合に下痢止めが頓用処方されるくらいです。大切なことは，しっかりと水分をとることです（次項の「胃腸炎での経口水分補給はどのようにするか？」，p.193を参照）。

選択例

①新ビオフェルミン®S

　→ほかの整腸薬でもよいでしょう。

②ロペラマック®サット，トメダイン®コーワフィルムなど

11 下痢(ウイルス性胃腸炎:お腹のかぜ) 下痢が止まらなくって

→下痢に対してはエビデンスがあるほうであるロペラミド塩酸塩が配合されているものがよいでしょう。服用方法としては,急性胃腸炎では頓服程度がよいと思います。
＊熱や関節痛,腹痛がつらい場合にはタイレノール®がよいでしょう。

> レッドフラッグサインを見逃さない！

下痢（急性）へのアプローチ

「吐き気・嘔吐，腹痛，下痢」
3症状の有無と程度を確認
それらが急性に，同時に，同程度か？

↓

「下痢＞腹痛，吐き気」もしくは2/3症状はあるか

↓

- 38℃以上の発熱はあるか？
- 下痢が1日6回以上あるか？ 血便を認めるか？
- 腹痛が強いか？
- 脱水が強いか？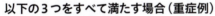

急性の下痢のレッドフラッグサイン

以下の3つをすべて満たす場合（重症例）
- ☑ 38℃以上の発熱
- ☑ 下痢が1日6回以上
- ☑ 腹痛が強い

上記以外に以下を1つでも認める場合は医療機関受診を勧める
- ☑ 血便を認める場合
- ☑ 高齢者や免疫不全患者
- ☑ 脱水が強い場合（起立試験でClass Ⅲ以上の脱水）

こんな症状があったら，細菌性胃腸炎を含めて重症化する可能性あり。

受診勧奨を！

Step 3
消化器症状を見極める　下痢（ウイルス性胃腸炎：お腹のかぜ）

このレッドフラッグサインを用いて，今後の注意事項として受診のタイミングを説明すること。「現時点では緊急のサインはなさそうですが，今後このような症状が出ないか注意してください。出てくるようでしたら医療機関を受診してください」と説明するとよいでしょう。

11 下痢（ウイルス性胃腸炎：お腹のかぜ）　下痢が止まらなくって

胃腸炎にまつわる素朴な疑問　医師はどんな説明をしている？

Q 日常生活の注意点を教えてください。

A 胃腸炎はかぜ同様にさまざまなウイルスによって引き起こされ，接触感染しますので注意が必要です。

そのなかでも毎年問題となるのはノロウイルスによるものです。しかし，胃腸炎ではノロウイルスだけが感染しやすいのではなく，そのほかのウイルスも感染しやすいです。また，ノロウイルスかどうかは医療機関を受診しても検査でははっきりしません。ノロウイルス迅速検査が出ていますが，現時点では感度がまだまだ不十分ですので，陰性でもノロウイルスの可能性があり，「ノロウイルスではない」と言うのは危険です。ではどうするかですが，考え方は簡単です。ノロウイルスだけが感染しやすいわけではないですし，ノロウイルスかどうか実際には判別できないのであれば，胃腸炎の患者さんには最も感染力の強いノロウイルスだと考えて対応するしかないのです。

さて，ノロウイルスはアルコールに抵抗性があるため，アルコールでの手指衛生は不十分と考えることが重要です。つまり，かぜであればアルコールでの手指衛生でよいのですが，胃腸炎の場合には流水・石けんでの手洗いをしなくてはいけません。胃腸炎は家族全員にうつる可能性も高いので，そこをきちんと伝えるようにしましょう。

Q ノロウイルスの潜伏期間や便へのウイルス排泄期間はどのくらいですか？

A ノロウイルスの潜伏期間は通常1～2日間，ウイルス排出期間は症状出現から，下痢などの症状消失後7日間とされます（しかし，免疫不全患者の場合は症状消失後2週間とされます）。よって，症状が消失しても1週間程度は手指衛生をしっかり行うことが重要になります。

▶引用文献

1) 岸田直樹:誰も教えてくれなかった「風邪」の診かた. 医学書院, 2012
2) Gilbert DN, et al. eds.:The Sanford Guide to Antimicrobial Therapy 2011 (41th edition). Antimicrobial Therapy, 2011
3) Thielman NM, et al:Clinical practice. Acute infectious diarrhea. N Engl J Med, 350:38-47, 2004

Step 3　消化器症状を見極める

12 何だか胃のあたりがむかむかして
吐き気

前項のおさらいと本項のねらい

　前項では消化器症状で特に下痢症状が強い場合について確認しました。急性の下痢で最も多い原因はウイルス性の急性胃腸炎（お腹のかぜ）で，脱水が強くなければ医療機関を受診してもできることはそれほどなく，かぜ同様，セルフケアでの対応が大切な疾患です。また，胃腸炎でも受診勧奨すべきタイミングとして，症状が強い場合や脱水が強い場合，血便がある場合などがあり，それらを判断する方法についても確認しました。また，ウイルス性胃腸炎のウイルスを検査で的確に同定することはかぜ同様，医療機関でも難しく，基本的には臨床診断になることから，"胃腸炎の3症状チェック"についても確認しました。

　さて，本項では消化器症状でも吐き気・胃のむかむか感を訴える場合について考えてみましょう。実は吐き気止めとしてのOTC薬はありませんが（抗ヒスタミン薬による乗り物酔いの吐き気止めはあり），胃から来るむかむか感であれば健胃薬でもよいかもしれません。しかし吐き気という訴えはとても難しいという考えが重要です。実際の症例から考えてみましょう。

 薬局に20代前半の女性が「胃のあたりのむかむか感があるので薬が欲しい」と言ってやってきました。

患　者：胃がむかむかして…。何だかだるいし何か薬もらえますか？

薬剤師：それはおつらいですね。いつからあるのですか？

患　者：❶1週間くらい前からです。

❶急性の経過ですが胃腸炎にしては経過が長いですね。

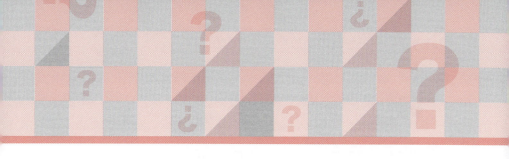

薬剤師：そうですか，それは大変ですね。むかむか以外の症状はありませんか？

患　者：ちょっとだるくって微熱でもあるのかな？熱っぽいかもしれません。

❷熱があると感染症でしょうか？

薬剤師：そうですか。お腹が痛いとか下痢はありますか？

❸胃腸炎の3症状チェックをしましょう。

患　者：胃のあたりが痛いというか重い感じですね。下痢はありません。

薬剤師：熱は何℃くらいですか？

患　者：熱は測ってません。

薬剤師：そうですか。以前，似たようなことはありましたか？　ストレスが多いとなりやすいとか…。

❹非感染性の胃炎や胃潰瘍であれば，以前にも似たような症状があったはずです。

患　者：うーん，まあストレスは多いですけど…。似たようなことはなかったかな？

➡ さて，この患者さんにあなたはどのように対応しますか？

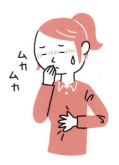

12 吐き気　何だか胃のあたりがむかむかして

解説

吐き気，胃のあたりのむかむか感が一番つらい症状という場合はどのように考える？　胃腸炎で本当によいか？

吐き気を来す疾患は，イメージからは胃や食道といった消化管に問題があるときに起こりそうにみえます．しかし，吐き気を来す疾患は表1のように多岐にわたります．

表1　吐き気を来す疾患

中枢神経系	頭蓋内圧上昇（脳血管障害，脳腫瘍，髄膜炎，脳炎など），片頭痛，てんかん，前庭障害，内耳炎
消化器系	胃潰瘍，過敏性腸炎，神経性胃炎，食道アカラシア，腸重積，腫瘍，幽門狭窄，虫垂炎，胆嚢炎，炎症性腸疾患，腸間膜虚血，肝炎，膵炎，消化性潰瘍，腹膜炎
感染症	急性中耳炎，細菌性腸炎，肺炎，特発性細菌性腹膜炎，尿路感染症，ウイルス性胃腸炎（アデノウイルス，ノロウイルス，ロタウイルス）
薬剤性	抗不整脈薬，抗菌薬，抗てんかん薬，抗がん薬，ジゴキシン，エタノール過量摂取，NSAIDs，オピオイド，放射線療法，中毒（ヒ素，有機リン，リシン）
内分泌	副腎疾患，糖尿病性ケトアシドーシス，腫瘍随伴症候群，副甲状腺疾患，妊娠，甲状腺疾患，尿毒症
その他	急性緑内障，急性心筋梗塞，腎結石，痛み，精神疾患（神経性食思不振症，不安，過食症，転換性障害，うつ）

吐き気で鑑別疾患を考えるとあらゆる疾患の可能性があるようにみえます．実際，吐き気はすべての疾患の初期症状になりうるという姿勢が重要で，吐き気のみでどの疾患かを考えるというよりは，重篤な受診勧奨すべき病態を見逃さないようにすることが重要です．しかし，多いのはウイルス性の胃腸炎や非感染性の軽い胃炎ですので，つい健胃薬を出してあげたくなりますが本当にそれでよいでしょうか？

ウイルス性胃腸炎の典型的な経過からわかる
胃腸炎っぽくない経過

　急性の吐き気の原因で最も多いのはウイルス性胃腸炎の初期かもしれません。しかし，重篤な疾患の初期かもしれず，それを判断し的確に受診勧奨できることが重要です。そのような状態の見逃しをしないためにまず重要なことは，前項で提示したウイルス性胃腸炎の自然経過を意識した3症状チェックを利用した問診をとることです。そして，それにちょっとでもあてはまらない場合，特に3症状のうち1つしかない場合などは，常に「胃腸炎ではないかもしれない。ほかの疾患の可能性や，受診させるべき状態ではないかを考えよう」という姿勢が大切です。再度確認しますが，ウイルス性胃腸炎の自然経過は以下のようになります。

> 【ウイルス性胃腸炎の自然経過】
> 最初は心窩部の痛みで吐き気・嘔吐が中心。しかし通常は嘔吐は24時間程度でピークを越え，その後，頻回の水様下痢となる

　「このとおりの経過ではない＝ウイルス性胃腸炎ではない」ということではありません。この経過に合わなくてもウイルス性胃腸炎の症例はあるでしょう。しかしこの経過に合わない場合は，常にウイルス性胃腸炎以外の疾患も考える癖をつけていれば，見逃しはかなり減ると思いますし，何より患者さんに仮に胃腸炎かもしれないと伝えたとしても，「現時点ではお腹のかぜ（胃腸炎）と考えますが，典型的ではないので今後の経過に注意してください」という説明が自然と出てくるようになると思います。つまり，ウイルス性胃腸炎の典型的な自然経過でなければ以下のように考えるようにしましょう。

12 吐き気　何だか胃のあたりがむかむかして

> **ここがPOINT!**
>
> **嘔吐は24時間程度でピークを越えるはず**
> **→その後，水様下痢便になっているべき**
>
> よって，
> ① 24時間以上続く吐き気・嘔吐のみは急性胃腸炎にしてはおかしい
> ② 24時間以上経っても下痢のない急性胃腸炎はおかしい
> ③ 下痢は下痢でも"頻回"の"水様"下痢便ではない急性胃腸炎はおかしい

吐き気のレッドフラッグサイン
―― 患者さんに説明すべき，胃腸炎と似る重篤な疾患群

吐き気のレッドフラッグサインには以下のものがあるでしょう。

吐き気のレッドフラッグサイン
- ☑ 24時間以上続く吐き気のみ
- ☑ 右下腹部に限局した痛みがある
- ☑ 黒色便，血便がある
- ☑ めまい（特に失神前めまい）がある
- ☑ 高血圧，糖尿病など心筋梗塞のリスクがあり持続する心窩部痛を伴う
- ☑ 高齢者の突然発症の嘔吐のみ
- ☑ 妊娠の可能性がある

　これはとても重要な考え方です。例えば，見逃してはいけない疾患にはどのようなものがあるでしょうか？　最もよくある，かつ見逃してはいけない疾患は，緊急手術の適応がある急性虫垂炎です 。急性虫垂炎は，最初は「吐き気・嘔吐＋心窩部痛」で，虫垂の痛みとして右下腹部が痛くなるのはその後です。なので，初期に来られた下痢のない患者さんには，常に虫垂

炎の可能性を説明し，「右下腹部がピンポイントで痛くなるようでしたら虫垂炎の可能性があるので，医療機関を受診してください」と伝える必要があります（虫垂炎についてはp.203も参照）。また，下痢があるといっても頻回の水のような下痢便ではないとすると，虫垂炎や憩室炎でも起こりえます。また，胃の不快感を来す心筋梗塞は医師の間では有名です。しかも心筋梗塞でも心臓の下側に病変があると吐き気・嘔吐も伴いやすいので，より胃腸炎っぽくみえやすいでしょう。また，下痢という症状がとれて安心していたら，実は消化管出血だったということもあります。消化管出血でも下痢になります。下痢がある場合は，必ずそれが"黒色"下痢便になっていないかを聞くことが大切です。そして最も重要なのは高齢者の突然発症の嘔吐（下痢なし）を安易に胃腸炎としないことです。なぜならば，脳血管障害（特に小脳病変）でも初期は吐き気・嘔吐がメインになるからです[1]。

ではどうする？　吐き気，胃のあたりがむかむかするのが一番つらい症状の場合

ではどうするかですが，結論から言えば「急性発症の吐き気，胃のあたりのむかむか感のみ」の場合は，前述の疾患の可能性があるので受診勧奨していただくほうがよいでしょう。もし，これまでも何回も繰り返していてすでに検査済みだという経緯があるのであれば，健胃薬を選択してもよいかもしれません。しかし，薬局に明確な吐き気止めはありませんし，急性発症の場合には上記疾患の可能性を説明し，医療機関を受診していただくか，もしくは何もしないで下痢や腹痛などほかの症状が出ないかを注意してみていただくことがよいでしょう。頻回の水様下痢便が出るようであればそのとき，胃腸炎として対応していただくことはよいと考えます。では冒頭の患者さんは何だったと思いますか？

ⓐ 虫垂炎は消化管臓器の一つである虫垂に生じる炎症性の疾患で，盲腸あるいはアッペ（虫垂炎：appendicitisから）とよばれることもあります。何らかの要因で虫垂腔内が閉塞すると細菌の増殖や循環障害により炎症が波及します。急性虫垂炎の場合は早急に手術し虫垂を切除する必要があります。

12 吐き気　何だか胃のあたりがむかむかして

冒頭の患者さんにはこんな対応を！

 薬剤師は患者さんからさらに話を聞き取り，レッドフラッグサインがないかどうか確認します。

薬剤師：胃のむかむかはありますが，❶1週間経っても下痢もないのは胃腸炎にしてはおかしいですね。

患　者：そうなんですか？

薬剤師：はい。胃腸炎でしたら吐き気は数日でピークを越えて治まることが多いですし，その後下痢になります。そうでない方もいるとは思いますが。あと，軽い胃炎や胃潰瘍などかもしれませんが，これまでに同じような症状を繰り返していたりとか，似たようなことがあったとかがはっきりしないのもおかしいですね。

患　者：軽い胃薬でいいのでもらえますか？

薬剤師：胃薬を出してもよいのですが…。❷1つ気になるのは妊娠の可能性なのです。もしそうだとすると，胎児に影響のない薬はないので心配ですね。生理は順調に来ていますか？

患　者：うーん，ちょっと遅れているかもしれないけど，そういうことはときどきはありますよ。

薬剤師：そうですか。❸妊娠の可能性は100％ないと言えますか？

患　者：100％と言われると…。

薬剤師：そうですか。微熱も妊娠による高温相が持続しているせいかもしれません。もしよければ

❶ 明らかにおかしいですね。

❷ 若い患者さんですので心筋梗塞や脳梗塞の可能性は高くはありません。

❸「妊娠の可能性はありますか？」という聞き方だと「ないと思います」とあいまいな答えが返ってくることが多いでしょう。ここでは「100％ないと言えますか？」と聞き，「はい」と答えられなければ怪しいと思うようにしましょう。

妊娠検査薬を検討してもいいかもしれません。

　この患者さんは，妊娠検査をしたところ陽性で，妊娠による胃のあたりのむかむか感でした。胃のあたりから来るむかむか感や軽い胃痛は，実際には熱や下痢がなければ軽い胃炎や胃潰瘍のことが多いかもしれません。その場の一時的な対症療法として薬を出すことは悪くはありませんが，この患者さんのように妊娠可能女性は注意です。また，日本は胃がんが多い国ですので，改善しなければ一度は医療機関を受診して診察を受けるほうがよいと思います。また胃潰瘍でも繰り返しているようでしたら，ピロリ菌除菌による症状軽快も期待できるかもしれません。

OTC選びのポイント

　先にも述べたとおり，乗り物酔いではない吐き気・嘔吐のみに販売するOTC薬はありません。胃のむかむか感や軽い胃痛があり，胃炎や軽い胃潰瘍が疑われる場合に，医療機関を受診する前の対症療法として以下のものは良いと考えます。

選択例
① スクラート®胃腸薬
　→スクラルファートは医薬品としてもデータがあります。
② ガスター10®
　→効果はあると思います。副作用の問題というよりは，効果があるため医療機関の受診が遅れることにならないように説明することが大切です。

胃腸炎での経口水分補給はどのようにするか？

　胃腸炎で大切なことは水分補給です。しかもできれば経口での補給が理想です。さらに大切なことは経口での水分に加えて適度な「糖＋塩分補給」です。そこでその理想的なものとしてORS（oral rehydration solution）と

12 吐き気　何だか胃のあたりがむかむかして

いうものがあります。これは NaCl 3.5g, NaHCO₃ 3.5g, KCl 1.5g, 糖 20g が理想とされ，実際に自分で作ることができます。作り方としては，砂糖大さじ 3 杯，塩小さじ 3/4，重曹小さじ 1/2，オレンジジュース 1 カップに水を入れ 1L にします。ところがこれを作って飲んでみるとわかりますが，とてもまずいです。成人ではここまで細かく作れなくても「水分＋スープ（塩分）」程度でも多くは問題ありません。ポカリスエット®はおいしいですし悪くはないのですが，ORS と比べると糖分が多過ぎで塩分が少な過ぎであり，糖分により浸透圧が高過ぎて浸透圧性の下痢を起こす可能性があります。小児用のポカリスエット®がちょうど良いとはされます。市販の経口補水液 OS-1（オーエスワン®）も手軽でお勧めです。なお，基本的なことですが，胃腸炎のときの乳製品は下痢を助長させる可能性がありますので避けるほうが無難です[2]。

> レッドフラッグサインを見逃さない！

吐き気へのアプローチ

「吐き気・嘔吐，腹痛，下痢」
3症状の有無と程度を確認
それらが急性に，同時に，同程度か？

↓

「吐き気＞腹痛，下痢」で2/3症状はあるか

↓

- 38℃以上の発熱はあるか？
- 下痢が1日6回以上あるか？血便を認めるか？
- 腹痛が強いか？
- 脱水が強いか？

吐き気のレッドフラッグサイン

- ☑ 24時間以上続く吐き気のみ
- ☑ 右下腹部に限局した痛みがある
- ☑ 黒色便，血便がある
- ☑ めまい（特に失神前めまい）がある
- ☑ 高血圧，糖尿病など心筋梗塞のリスクがあり持続する心窩部痛を伴う
- ☑ 高齢者の突然発症の嘔吐のみ
- ☑ 妊娠の可能性がある

こんな症状があったら，胃腸炎ではなく
他疾患の可能性あり。
受診勧奨を！

このレッドフラッグサインを用いて，今後の注意事項として受診のタイミングを説明すること。「現時点では緊急のサインはなさそうですが，今後このような症状が出ないか注意してください。出てくるようでしたら医療機関を受診してください」と説明するとよいでしょう。

12 吐き気　何だか胃のあたりがむかむかして

胃腸炎にまつわる素朴な疑問　医師はどんな説明をしている？

Q 胃腸炎の原因微生物と食べ物の関係にはどのようなことがありますか？

A ウイルス性の胃腸炎は感染者からの接触感染が原因ですが，細菌性の原因は食べ物によることが多いので，それを意識して患者さんから話を聞くとよいでしょう。

　患者さんから病歴をとるときによくやってしまう間違った聞き方としては，「何か変な物を食べませんでしたか？」という聞き方があります。このように聞いてしまう気持ちもわかるのですが，自分がそのように聞かれたら，何のことを聞いているのかなあと思いませんか？　変なものなんて食べませんよね。次の表を意識して「焼き肉や生魚（刺し身）を食べませんでしたか？」と聞くことが重要です。

原因微生物	食物	季節
黄色ブドウ球菌	ハム，鶏肉，卵サラダ	夏
バシラス・セレウス	嘔吐型：フライドライス 下痢型：肉，野菜	通年
ウェルシュ菌（クロストリジウム・パーフリンゲンス）	牛肉，鶏肉	夏以外
カンピロバクター	火が通っていない鶏肉・牛肉，低温殺菌されていない牛乳	春，夏
サルモネラ	火が通っていない鶏肉などの肉，卵，爬虫類（特にカメ）	夏，秋
腸管出血性大腸菌	ひき肉，牛乳	夏，秋
赤痢菌	汚染された食物・水，卵サラダなど	夏
ビブリオ	海産物，特に生ガキ	春，夏
エアロモナス	魚，魚の卵など	夏
ノロウイルス	貝類（生ガキといえばこれ）	冬

Q 病歴をしっかり聞いても胃腸炎の原因（食べ物やシックコンタクト）がはっきりしないことが多いのですが，どのように説明したらよいですか？

A 病歴で胃腸炎の方とのシックコンタクト（接触歴）や疑わしい食べ物のエピソードを聞く努力はしますが，なかなか明確な話は聞けないことが多いでしょう。シックコンタクトがあればウイルス性の胃腸炎と自信をもって言えることが多いですが，その病歴ははっきりしないことも多いです。自分はどのように説明しているかというと，「かぜも誰かに咳を吹きかけられたとか，かぜの人がはっきり周りにいなくてもなりますよね。胃腸炎も同じです」と伝えるようにしています。実際，胃腸炎の人が触ったかもしれないところを自分も触ったかもしれないということはわからないものです。

▶ 引用文献

1) 岸田直樹：誰も教えてくれなかった「風邪」の診かた．医学書院，2012
2) Thielman NM, et al：Clinical practice. Acute infectious diarrhea. N Engl J Med, 350：38-47, 2004

Step 3　消化器症状を見極める

13 昼くらいからお腹が痛くて

腹痛

前項のおさらいと本項のねらい

　前項では消化器症状で特に吐き気・むかむか感が強い場合について確認しました。吐き気を来す疾患と考えると多岐にわたります。特に多いのはウイルス性胃腸炎（お腹のかぜ）の初期ですので，急性の経過の場合にはつい胃腸炎と言ってしまったり，やや慢性の経過の場合には健胃薬を販売してしまいがちです。しかし，最も多い原因であるウイルス性胃腸炎にも，そう言ってよいときとよくないときがあることを確認しました。その確認方法として"胃腸炎の3症状チェック"があることを学びました。これにより，胃腸炎として典型的ではない場合には，仮に対症療法をするとしても注意するように指導ができると思います。また，慢性の経過でも中高年では胃潰瘍だけではなく胃がんの可能性もあります（日本は世界的にも胃がんの多い国です）。急ぐことはないので薬局でひとまず対応していただく分には問題ないことが多いのですが，一度は消化器内科での精査を受けるよう説明するのがよいでしょう。また，妊娠可能女性では妊娠の可能性があります。100％否定できないようであれば，ぜひ妊娠検査薬を勧めてください。

　さて，本項は消化器症状でも腹痛について考えてみましょう。消化器症状として吐き気・嘔吐，下痢については考えてみましたが，腹痛がメインの症状の場合にはどのように考えたらよいでしょうか？　薬局に来る腹痛で多いのは，胃腸炎の腹痛や繰り返す病歴があればいつもの生理痛・過敏性腸症候群としての腹痛でしょう。しかし，そのような患者さんのなかにも適切に受診勧奨すべき患者さんが紛れ込みますので，それを見逃さないことができるようになりましょう。

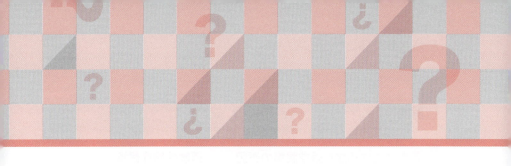

 薬局に20代後半の女性が「生理でお腹が痛いので薬が欲しい」と言ってやってきました。

患　者：昼からお腹が痛くって。そろそろ生理なので<u>生理痛だと思うのですが何か薬もらえますか？</u>❶

薬剤師：それはおつらいですね。いつも生理痛はあるのですか？

患　者：いつもではないですが，ときどき痛くて薬を飲むことはあります。いたた…。

薬剤師：そうですか，それはおつらいですね。お腹が痛い以外の症状はありませんか？

患　者：お腹が痛い以外ってどんなものですか？

薬剤師：そうですねえ，<u>吐き気や下痢</u>❷，あと熱があるとかないでしょうか？　そうなるとお腹のかぜの胃腸炎かもしれませんので…。

患　者：うーん，それはないですね。

薬剤師：<u>❸周りに胃腸炎といわれている方はいませんか？</u>

患　者：いないです。

薬剤師：そうですか。特に持病があるとか，お薬のアレルギーはありませんか？

患　者：特にないです。

❶ このように自分で診断をつけてくる患者さんも多いですが，その診断名をうのみにしないで，きちんとレッドフラッグサインがないかを確認しましょう。

❷ 胃腸炎の3症状チェックはしましょう。

❸ シックコンタクトを確認しましょう。

➡ さて，この患者さんにあなたはどのように対応しますか？

13 腹痛　昼くらいからお腹が痛くて

解説

最もよくある繰り返す腹痛の原因 ── 過敏性腸症候群

　最もよくある，繰り返す腹痛を来す疾患は過敏性腸症候群でしょう。過敏性腸症候群は下腹部を中心とした腹痛や腹部不快感を主症状とし，便秘や下痢といった便通異常も伴うことがあります。腹痛の原因となる器質的な異常はなく，腸管の機能的異常によるものとされます。命に関わる悪性のものではないのですが，精神的なストレスなどが誘因となって引き起こされやすく，日常生活に大きな影響を与えている方が多い印象です。20〜40代に多く，通勤や通学や試験などのストレスが引き金となりやすく，学業や就業に支障を来す場合があります。診断基準として以下のものがあり，知っておきたいところです[1]。

【過敏性腸症候群の診断基準】
- 腹痛あるいは腹部不快感が最近3カ月で少なくとも3日以上/月を占め，以下の2項目以上がある
  - 症状が排便により軽快する
  - 症状の発現に排便頻度の変化を伴う
  - 症状の発現に便性状（外観）の変化を伴う

　これまでに医療機関を受診していて過敏性腸症候群と言われている場合もありますが，これまでの症状が軽微だった場合には医療機関を受診していない方も多いでしょう。「もともと胃腸が弱い」と思われ自分でセルフケアをしていた方もいらっしゃると思いますので，丁寧に問診をしましょう。急いで医療機関を受診する必要はありませんが，頻度が増したり日常生活に支障が出たりするようであれば一度医療機関を受診していただくように説明しましょう。

生理痛と片づけない ── 月経困難症を知ろう

　生理痛でもひどくなると日常生活に影響が出るものがあります。そうなると月経困難症といいます。月に1度とはいえ，毎月起こる生理痛はつらいものです。ごく軽度のものから日常生活が送れなくなるものまであり，個人差が大きいのも特徴です。月経がある女性の40〜60%程度で月経に伴って何らかの症状（月経随伴症状という）があるとされます。主な症状としては，下腹部の重くてだるい感じ，腹部膨満感，下腹部痛といった腹部症状だけではなく，倦怠感や食欲不振，さらには片頭痛が誘発されることもあります。これらは月経直前あるいは初期に強く現れるとされ，本症例もまさにこれから生理が始まるということで一致しているようです。

　日常生活に影響を与えず，軽い鎮痛薬で乗り切ることが可能かどうかを確認しましょう。そうでなければ，月経困難症として医療機関を受診していただくほうがよいでしょう。というのも月経困難症の原因として子宮内膜症や子宮筋腫，子宮の位置異常などが原因の可能性があるからです。子宮の過度な収縮を引き起こすプロスタグランジンが子宮内膜に多く含まれ，月経時にこの子宮内膜のプロスタグランジン産生が増加し，痛みを起こす発痛物質を増加させたり子宮筋を収縮させたりして生理痛の原因になるとされています。

薬局における腹痛のレッドフラッグサインとは？

　では，そのほかどのような腹痛の場合に受診勧奨が必要でしょうか？ここは頭痛・腰痛などのときと同じように腹痛のレッドフラッグサインとして覚えておくとよいでしょう。特に"突然の病歴"は絶対に見逃さないようにしましょう。

突然の病歴はいかなる場合も受診勧奨でよい

　病歴聴取ではさまざまな注意点がありますが，そのなかでもこの"突然の病歴"がとれた場合にはどの部位でも受診勧奨でよいと考えます。突然何かが体で起こった場合には次のことが起こっている可能性があります。

13 腹痛　昼くらいからお腹が痛くて

> **ここがPOINT!**
> **突然の病歴の背後にある3つ**
>
> ① **詰まった**
> 　石が詰まった（尿管・胆嚢・胆管など），血管が詰まった（その臓器が壊死する）
> ② **ねじれた**
> 　腸がねじれた（腸が壊死する）
> ③ **破れた**
> 　腸が破れた（重篤な腹膜炎），血管が破れた（大量出血）

　どれも最終的には医療機関で対応する必要がある病態ばかりです．しかも緊急性も高いものが多いことを知りましょう．例えばこれが頭で起こったらクモ膜下出血の可能性がありましたね．

　さて，問題はこの突然の病歴をとるのが意外にも難しいことがあるということです．頭痛の項（Step 2の⑧，p.134）でも確認しましたが，「突然ですか？」と聞くと「うーん」と悩んでしまう患者さんが多いです．実際には突然ではないのに「突然です」という患者さんもいます．ここでいう突然とは数分（どころか数秒）で頂点に達する発症を指していますが，「突然ですか？」という質問だけではどの程度突然かを指しているのか聞かれたほうはわかりにくいのです．ではどのように突然発症の病歴を聞き出したらよかったでしょうか？　それは「何をしているときに起こりましたか？」と聞くのがコツでしたね．本当に突然であれば，患者さんは何をしているときに起こったかを答えることができます．

　医療機関受診を勧める腹痛のレッドフラッグサインをまとめると次のページのようになるでしょう．来局時にこれらの症状がなくても，そのような症状がある場合には「医療機関を受診してくださいね」との説明にも使えます．

> **腹痛のレッドフラッグサイン**
> - ☑ バイタルサインの異常（明らかなショックバイタルだけではなく，収縮期血圧よりも心拍数が早い場合もショックバイタルと考える）
> - ☑ 突然発症
> - ☑ 血便・黒色便を伴う
> - ☑ 腹部の局所がピンポイントで痛いという場合（特に右下腹部）
> - ☑ 歩いて腹部に響く（咳で腹部に響く）
> - ☑ 起立試験でClass Ⅲ以上の脱水

　これらを認める場合には医療機関受診を勧めてください．いくつか補足説明をしますと，緊急性がある病態に腹膜炎 ➡ ⓐ があり，身体所見では腹膜刺激徴候がみられます．その有無の判断に医師はお腹を触って判断するのですが，触らなくてもある程度の判断は可能です．方法は「歩く振動でお腹の痛みが増強する（歩くだけで響く）」という病歴を確認する，もしくは「お腹に力を入れて咳をしてみてください」と言うとよいでしょう．それでお腹の痛い部位が悪化する場合には腹膜刺激徴候ありとして医療機関受診とするとよいでしょう．

　また，腹部の局所がピンポイントで痛む場合，特に右下腹部に限局した痛みがある場合には虫垂炎の可能性があり医療機関受診を勧める必要があります．右上前腸骨棘とへそを結ぶ線を3等分し，右から3分の1の点をマックバーニーの圧痛点といい，虫垂炎の疼痛部位とされます（図1）．この部位にこだわらずに，右下腹部に限局した痛みがあれば虫垂炎の可能性があるとしてよいでしょう．虫垂炎は最もよくある疾患の1つであり，かつ見逃すと重篤になる疾患です．**虫垂炎は初期はこの部位の痛みにはならず，腹痛が出て12時間くらいかかって右下腹部痛になります．よって腹痛が出てから初期で来局した患者さんには，この部位が今後痛くなるようならば，**

ⓐ 腹腔には肝臓，胆嚢，脾臓，胃，膵臓など多くの臓器があり，本来は無菌です．腹腔内にある腹膜が細菌感染し引き起こされる腹膜炎は，その大半が二次性（続発性）腹膜炎で，消化性潰瘍や外傷による消化管の穿孔，虫垂炎や憩室炎など炎症巣からの波及などが原因となります．また，腹膜刺激徴候とは，腹膜に感染，外傷などが起きることで生じる症状のことをいいます．

13 腹痛　昼くらいからお腹が痛くて

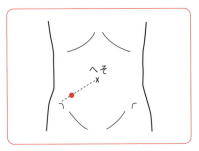

図1　マックバーニーの圧痛点

虫垂炎の可能性があるので医療機関を受診するようにと説明しましょう。
　これらを詳細に聞く場合にも，次のOPQRSTが役立つでしょう。

腹痛で注目すべきOPQRST！（チェックシート⇒p.207）

　OPQRSTといっても，症状ごとにどのようなことに注目して聞いたらよいかは違います。頭痛で注目すべきOPQRSTとその病態をまとめてみましょう。在宅や薬局店頭などで活用してみてください。

冒頭の患者さんにはこんな対応を！

 薬剤師は患者さんからさらに話を聞き取り，レッドフラッグサインがないかどうか確認します。

薬剤師：❶いつもの生理痛と同じ感じでしょうか？

患　者：うーん，似ているとは思いますが。ちょっと痛みは強いです。

薬剤師：そうですか。痛みは徐々に起こりましたか？突然だったりはしませんでしたか？

患　者：結構急だったんですよ。❷下腹部にドンと来た

❶これまでもそうでしたが，慢性の症状の場合にはいままでとの違いを聞きましょう。
❷「ドンと来た」という言い方は極めて突然の発症です。

感じでした。あー，何かふらふらします。

薬剤師：えっ，そうなのですね。ちょっと血圧測らせていただいてもいいでしょうか？ ❸血圧は76/52mmHg，心拍数は128回/分！ 普段の血圧はいくつくらいですか？

患　者：普段も低めですがだいたい90mmHgくらいだったと思います。

薬剤師：これはちょっとまずいですね。普段から血圧は低めということですがそれにしても低いですし，心拍数が上の血圧よりも高い数字になっています。

患　者：何だか冷や汗かいてきました…。

薬剤師：❹黒色便があるとか不正出血があるとかないです？　あと妊娠の可能性はありませんか？

患　者：出血はないですし妊娠も絶対にないと思います。

薬剤師：そうですか。わかりました。いずれにせよ，今回はいつもの生理痛にしては発症形態が急激ですし，まだ生理も来ていないので生理痛とも言いにくいですね。血圧も低く，どこかで出血しているかもしれませんので急いで近くの医療機関を受診したほうがよさそうです。

患　者：そうですか。生理痛じゃないかもしれないんですか。どこかありますかね。いたた。

薬剤師：❺1人で受診するのも心配ですので，ご家族に連絡しましょう。また，どこがよいかも一緒に探しましょう。

患　者：お願いします。

❸収縮期血圧よりも心拍数の数値のほうが高くなっています。これをバイタルの逆転とよび，ショックバイタルと考えます。

❹若い女性が腹痛で発熱なく，ショックバイタルになる病態はほとんどが出血です。出血部位は消化管か婦人科領域のどちらかです。

❺重篤な病態が考えられる場合には，本人のみで受診させないでご家族を呼ぶのも手です。また救急車も利用しましょう。

Step 3　消化器症状を見極める　腹痛

13 腹痛　昼くらいからお腹が痛くて

　本症例は，医療機関を受診したところ卵巣出血で，腹腔内に大量出血していました。高度な貧血もあり入院治療となり輸血となりましたが，幸い保存的に改善しました。同様の経過で子宮外妊娠の可能性もありますが，妊娠反応は陰性でした。

OTC選びのポイント

　腹痛という訴えには重篤な疾患が紛れることがありますので，上記病歴などに注目し的確に医療機関を受診させてあげてください。しかし，腹痛の多くはレッドフラッグサインがなければいつもの生理痛もしくは過敏性腸症候群ですので，薬局でも対応可能なことが多いと考えます。

1. 生理痛

　軽度なものにはまずはイブ®A錠などイブプロフェンがよいでしょう。それでも良くならない場合や，やや痛みが強い場合にはロキソニン®Sがよいでしょう。いずれも定期内服とはせずに頓服での使用が副作用発現という側面からもよいと考えます。生理痛といっても生理がまだ来ていないとか，妊娠の可能性が残る場合にはアセトアミノフェンであるタイレノール®がよいでしょう。

2. 過敏性腸症候群

　過敏性腸症候群による腹痛にはブスコパン®A錠がよいでしょう。可能であれば，その誘因となった日常生活でのストレスを排除することが重要です。下痢症状の場合にはロペラマック®サット，トメダイン®コーワフィルムなど，下痢に対してエビデンスがあるロペラミド塩酸塩が配合されているものがよいでしょう。新ビオフェルミン®Sといった整腸薬も選択肢の1つにはなるでしょう。

OPQRSTチェックシート：腹痛

Onset（発症形態） いつから始まったか？ どのようにして始まったか？	突然か，急にかそれとも徐々にかを聞く。突然とは数秒で頂点に達するような瞬間的なものを指す。突然であれば血管などが破れる・裂ける・詰まる・ねじれるなどあり，腹痛ではさまざまな重篤な疾患の可能性がある病歴である。数分から数時間で起こるくらいの「急に」であれば，胃腸炎や膵炎・胆嚢炎などの炎症性変化のことが多い。徐々にであれば慢性炎症や徐々に増大する腫瘍など（高齢者では胃がんや大腸がん）。繰り返している病歴がないかも確認。
Provocative & Palliative （増悪・緩解因子） 何をしたら良く・悪くなるか？	"歩いて響く"や"咳をして響く"は腹膜刺激徴候と考える。安静でゼロになる場合には筋骨格系のことが多いが，腹膜炎も動くと痛いので安静にしている場合が多い。生理との関係やストレスとの関係などを聞く。心窩部痛でも食後に痛い場合は胃潰瘍，空腹時痛は十二指腸潰瘍に典型的とはされている。アルコールにて悪化であれば膵炎（慢性膵炎±急性増悪），脂っぽい食事で誘発されれば胆石発作のことが多い。
Quality（性状） どんなタイプか？	拍動性か（大動脈瘤など血管性），鋭い痛みか（筋骨格系，大動脈解離，胆石など），なんとも言えない鈍い痛みか（内臓痛），服が擦れてピリピリする場合にはそこに発疹がないか（帯状疱疹など）を確認する。心窩部に締めつけられる痛みがある場合は心筋梗塞のこともある。また，繰り返す病歴がある場合には，いままでと性状が違う痛みか。

Region（部位）/Related symptom（随伴症状） 場所は？/他の症状は？	部　位	随伴症状
	「右上腹部・心窩部・左上腹部・右下腹部・下腹部正中・左下腹部」くらいは分類する。明確に指1本で指せるようなピンポイントの圧痛部位がないかを確認する。右下腹部であれば虫垂炎の可能性がある。憩室炎もピンポイントの圧痛で，どこでもよい。	発熱（感染症，炎症性腸疾患），吐き気・嘔吐，下痢（胃腸炎の3症状チェック），血便・黒色便，黄疸（胆道系），頻尿・排尿時痛・残尿感（泌尿器系），背部痛（大動脈解離，尿管結石，膵炎など），帯下の増加・出血，妊娠の可能性（婦人科系），鋭い胸痛（心臓など血管系）を確認する。発疹（水疱性）で服が擦れても痛い場合は帯状疱疹。がんの既往・体重減少・高齢は悪性腫瘍など。

Severity（程度） どのくらいつらいか？	一番痛いのを10とするといくつくらいかと聞くのがよい（p.121のVisual Analogue Scaleを参照）。最高に痛い場合は腹膜炎を来している可能性がある。その他，血管系や石など。
Time course（時間経過） 症状の時間での変化は？	間欠的か持続的かを確認する。間欠的ならば腸の蠕動運動や胆管・尿管など。持続的であり消化管由来であれば腹膜炎を疑う（腹膜・胆嚢・心臓・大血管，あるいは消化管が拡張し続けた場合：腸閉塞）。さらに増悪しているのか軽快しているのかも聞く。

Step 3

消化器症状を見極める　腹痛

13 腹痛　昼くらいからお腹が痛くて

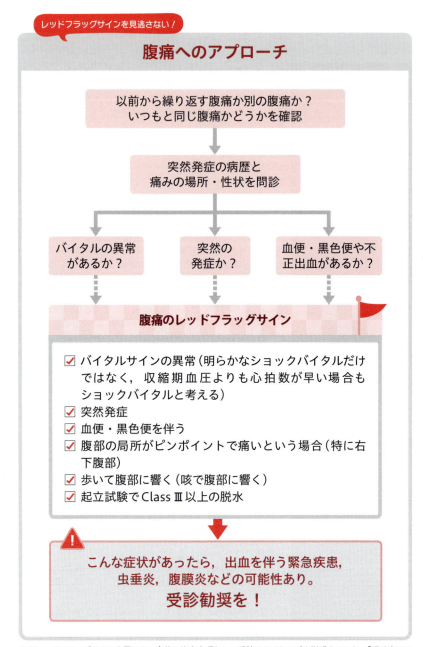

このレッドフラッグサインを用いて，今後の注意事項として受診のタイミングを説明すること。「現時点では緊急のサインはなさそうですが，今後このような症状が出ないか注意してください。出てくるようでしたら医療機関を受診してください」と説明するとよいでしょう。

腹痛にまつわる素朴な疑問　医師はどんな説明をしている？

Q 腹痛を訴える患者さんは結局は原因がよくわからないことが多いのですが，どのように説明したらよいでしょうか？

A 腹痛は医師にとっても難しい主訴の1つとされ，誤診も多いとされています。難しい理由としては，お腹は最も臓器の多い部位ですので原因が多岐にわたること，"お腹の痛み"にも内臓痛・体性痛・関連痛の3つの種類があるので，いま患者さんが訴えている痛みは，必ずしもその部位に原因があるわけではないことがあげられます。例えば虫垂炎を例にとると，虫垂炎は初期は心窩部（みぞおち）に痛みが出ます。これを内臓痛といいます。心窩部に虫垂などあるはずもなく，これは腹腔・胸腔内臓器の虚血・攣縮・伸展による症状で，問題が起こっている臓器それ自体の痛みではありません。訴えとしては局在不明でどちらかというと心窩部～腹部正中部に感じる鈍痛です。吐き気・嘔吐などの自律神経症状を伴うことが多く，虫垂炎の心窩部痛がこれとして有名ですが，実は胃潰瘍の痛みもこれとされます（穿孔すると体性痛）。また，胆石で右ではなく正中が痛いのもこれになります。

さて，虫垂炎も時間が経つと炎症が腹壁に及び，右下腹部が痛くなります。これを体性痛とよびます。筋・骨・皮膚の痛み，壁側腹膜の刺激による痛みが体性痛で，痛みが強く局在が明瞭になります。体動で悪化する鋭い痛みが特徴的です。

また，痛みには関連痛というものもあります。これは強い内臓痛が交感神経を経て後根に入り同じレベルの皮膚分節の痛みと感じるものです。刺激を受けた体性感覚神経の支配領域の皮膚節に痛みが出ます。例えば，胆石で右肩が痛いとか，尿管結石で大腿が痛い，心筋梗塞で左肩・左上腕が痛いというのもこれにあたります。このように"痛み"という訴えでも，訴えている部位に問題があるとは限りません。一筋縄では行きませんが，時間経過に注目した丁寧な病歴聴取でだいたいは判断できます。

特に腹痛は，この痛みの難しさだけではなく，臓器も多い

13 腹痛 昼くらいからお腹が痛くて

> ので難しいのです。患者さんには,「腹痛は初期には原因がはっきりしないことが多いのです。現時点でははっきりしませんが,今後,右下腹部が痛くなるようだと虫垂炎の可能性もありますので注意してください」と今後の受診勧奨について説明するとよいでしょう。医師も同じことをしているだけなのです。

▶ 引用文献

1) Drossman DA：The functional gastrointestinal disorders and the Rome III process. Gastroenterology, 130：1377-1390, 2006

Step 4

めまい・倦怠感を見極める

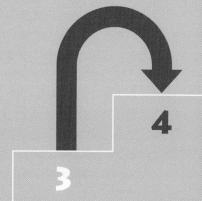

Step 4　めまい・倦怠感を見極める

14 何だかふらふらして
めまい

前項のおさらいと本項のねらい

　前回は「消化器症状を見極める」として腹痛について考えてみました。腹痛は"胃腸炎の3症状チェック"を満たせばウイルス性胃腸炎でいいのですが，重篤な疾患がたくさん紛れ込む難しい主訴の1つですので，OPQRSTを利用して漏れのない病歴聴取をすること，レッドフラッグサインを見逃さない姿勢が特に重要になります。ぜひ活用してみてください。

　さて，本項ではめまいについて考えてみましょう。序文でも書きましたが，以前自分が行った薬局薬剤師さん221人（その半分以上が調剤メインの薬局薬剤師さん）へのアンケート調査では，薬局でよく聞かれる症状は咳，鼻汁といったかぜ症状や，関節痛，腰痛などといった痛みシリーズでしたが，聞かれて困る症状の上位にこのめまいがあるようです。「めまいがするんです」と言われて困るのは実は薬剤師さんにかぎったことではなく，医師にとっても難しく，嫌だなと思う症状と位置づけられています。薬局に来るめまいは，おそらく「何だかふらふらして」という程度のものが多いかと思いますが，めまいをしっかり分類し，的確に医療機関の受診を勧められるようになりましょう。では実際の症例をもとに考えてみましょう。

 薬局に70代前半の女性が「ふらふらするようなめまいがする」と言ってやってきました。

患　者：最近，ふらふらするようなめまいがときどきあるんです。何か良い薬あります？

薬剤師：それはおつらいですね。いつからあるのですか？

患　者：1カ月くらい前からです。何だか調子が悪いんです。

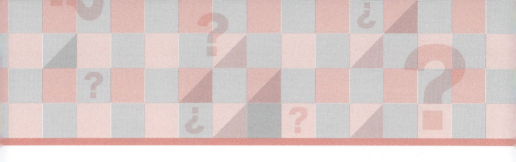

薬剤師：そうですか，❶もともとめまいとかあるのですか？

患　者：うーん，ときどきはあるんですが，最近は頻度が多くて。❷病院に行って脳MRIをとってもらったこともありましたが，何ともないから気のせいだって…。

薬剤師：そうですか。❸今回はいつものめまいと症状は同じ感じですか？　いつもとの違いはありますか？

患　者：うーん，いつもこんな感じで。やっぱり精神的なものなのかしら。

薬剤師：（うーん，めまいって何を聞いたらよいのだろう？　何だか訴えもはっきりしないし，どうしたらいいのかなあ…）あと，ほかにおつらい症状はないですか？

患　者：うーん，めまいがあると何だか何もする気にならなくって…めまいに効く栄養ドリンクとか良いサプリメントとかありますか？

薬剤師：そうですね，めまいに効くサプリですね…。

❶ もともとめまい持ちかを聞くことはとても重要です。

❷ すでにそれなりに精査されていますね。

❸ 慢性の症状がある場合には，これまでと同じく，その性状や程度の変化を聞きましょう。

➡ **さて，この患者さんにあなたはどのように対応しますか？**

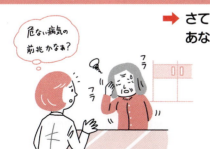

14 めまい 何だかふらふらして

解説

めまいを訴える患者さんへのアプローチ──めまいの原因は？

めまいといえばメニエール病 ➡ⓐというのはいまや一般の方でも知っている人が多い印象ですが，めまいの原因で最も多いのはメニエール病ではありません。「めまいといえばメニエール病」という言い方は，医師の世界でも間違って使われていることが多く，めまいの原因がよくわからないからとりあえずメニエール病としてしまっていることも多いとされます。では，めまいの原因にはどのようなものがあり，それぞれどのくらいの頻度とされているのでしょうか？　表1にあるようにさまざまな疾患がめまいを起こし，精神的な疾患から極めて重篤な疾患まで幅広く含まれています。高齢者をみる在宅ではこれらすべてが含まれうるのですが，ひとまず薬局に来るようなめまいと考えると，それなりに限られてくると思いますので，まずは

表1　めまいを来す疾患の分類

1. 前庭障害
   1）末梢病変（30〜40％）
   　<u>良性発作性頭位めまい症（BPPV）</u>，メニエール病，前庭神経炎，第8神経障害薬剤（ゲンタマイシンなど）
   2）中枢病変（5〜10％）
   　<u>小脳梗塞・出血</u>，脳幹梗塞（特にWallenberg症候群），椎骨脳底動脈循環不全，<u>薬剤性</u>，多発性硬化症，頸性めまい（Powers症候群）
2. 心血管系疾患（5〜10％）
   高度大動脈弁狭窄症，<u>不整脈</u>，脱水（腎前性腎不全），重度貧血
3. 複合型感覚障害または代謝性障害（10〜25％）
   <u>高齢</u>，低血糖・高血糖，低酸素血症，甲状腺機能異常
4. 精神科的疾患（10〜20％）
   うつ病，パニック障害，過換気症候群

注）下線はそのなかでも頻度が多い疾患

ⓐ メニエール病ではめまいと吐き気の発作が繰り返し起こり，症例によっては耳鳴りや難聴も伴います。発作は数分で治まることもあれば，数時間続くこともあります。原因はまだ解明されていませんが，メニエール病患者の内耳では内リンパ腔という部分の拡大（内リンパ水腫）がみられることから，対症療法として内リンパ圧を下げる薬が使われます。

そのような視点で考えていきましょう。薬局として重要なのは，当然すべてを診断するということではなく，めまいという訴えのなかに重篤な疾患があるという事実と，医療機関を受診させるべきめまいのレッドフラッグサインを知ることであると考えます。

めまいを分類する努力をする

めまいの患者さんでまず重要なことは，めまいをその症状から分類することです。めまいはその性質から以下のように3つに分類されます(表2)。症状から分類を試みますが，いまいちはっきりしない不定愁訴のような訴えも多く，その場合にはひとまず「動揺性めまい」に分類するとよいでしょう。世界がぐるぐる回るような明らかな回転性のめまいがする場合は，在宅ではありうると思いますが薬局には歩いて来ないでしょう。薬局に来る場合は，おそらく動揺性のめまいがその大半を占め，そのなかに，わずかに気が遠くなるような軽い失神前めまいや，自宅で回転性めまいがあったけれどもすぐに改善して医療機関ではなく薬局に来たという程度が多いと思います。

表2　めまいの性質からの分類

	病歴（症状）	考えられる疾患群
回転性めまい	ぐるぐる回る，「景色が流れる」でもよい	・中枢性（脳血管障害，脳腫瘍など） ・末梢性（良性発作性頭位めまい症，メニエール病など）
動揺性めまい	ふらふら，ふわふわ，体がふらつく，頭がふらふら	どれもあり
失神前めまい	気が遠くなる，意識を失いそうになる，風呂上がりに気が遠くなる感じ	出血，心血管系疾患，血管迷走神経反射など

失神前めまいを見逃さない！

医療機関でも変わらないのですが，めまいを訴える患者さんで最初に重要なことは，失神前めまいかどうかを見逃さないようにすることです。もし失神前めまいの病歴がとれた場合は，出血，心血管疾患（不整脈，大動脈弁狭窄症，心筋梗塞，大動脈瘤など）を除外する必要があります。明らかに誘

14 めまい 何だかふらふらして

引となる出来事（例えば痛み，恐怖，ストレスなど）や前駆症状（気が遠くなる予感など）などがあり，若年者であれば良性の血管迷走神経反射を強く疑うのですが，あくまでもそれは除外診断というスタンスが重要です。よって薬局では失神前めまいに関しては，重篤な疾患が紛れ込んでいる可能性を説明し，医療機関を受診してもらうというアプローチでよいと考えます。

薬局におけるめまいのレッドフラッグサインとは？

では，そのほかにどのようなめまいの場合に受診勧奨が必要でしょうか？ここはこれまでと同じようにめまいのレッドフラッグサインとして覚えておくとよいでしょう。簡単に言えば，腰痛同様に「安静時にも改善しない」and/or「随伴症状がある」場合で，治療可能な末梢性めまいを疑う症状と中枢性疾患を疑う症状の以下に注目して病歴をとってください。来局時にこれらの症状がなくても，そのような症状がある場合には医療機関を受診してくださいねとの説明にも使えます[1]。

めまいのレッドフラッグサイン

- ☑ 失神前めまい
- ☑ 耳鳴・難聴を伴う
- ☑ 脳血管障害の危険因子が複数ある場合（高血圧，糖尿病，脂質異常症，喫煙）
- ☑ 頭痛，頸部・後頭部痛がある
- ☑ 構音障害，嚥下障害，複視，半身のしびれ，脱力がある
- ☑ 顔，口の周りのしびれ（過換気との違いに注意）がある
- ☑ （片側だけに）倒れそうになる
- ☑ 動悸，胸部不快感，胸痛を伴う

これらを認める場合には医療機関受診を勧めてください。これらを詳細に聞く場合にも「症状を効率的に漏れなく聞くコツ：OPQRST」（Step 2の⑦，p.120）が役立つでしょう。

めまいで注目すべきOPQRST！（チェックシート⇒p.223）

　OPQRSTといっても，症状ごとにどのようなことに注目して聞いたらよいかは違います。めまいで注目すべきOPQRSTとその病態をまとめてみましょう。在宅や薬局店頭などで活用してみてください。

めまいを来す薬剤を使用していないかをチェックしよう！

　めまいを来す原因は多岐にわたりますので，薬局ではその診断名にこだわるよりはレッドフラッグサインに注目し，それがある場合には適切な医療機関を受診するという方針がよいでしょう。しかし，近年ではpolypharmacyの影響もあり薬剤性のめまいをよく見かける印象です（特に在宅で）。ぜひ，その専門性を活かして薬剤師さんがそれを見つける1人になっていただけたらと思います。薬剤性によるめまいで実際にあった症例をいくつかご紹介します。

> **症例①**
> ADL（日常生活動作）自立している高血圧，脂質異常症，糖尿病，心筋梗塞の既往のある70歳男性。1週間前より起立時にめまいあり。少し気が遠くなる感じがあり救急受診。来院時血圧96/62mmHg，心拍数56回/分と血圧が低く，徐脈傾向あり。
> **被疑薬：**
> 内服薬を確認したところ，2週間くらい前に定期受診でβブロッカーが増量されていた。

　さまざまな薬剤がめまい・ふらつきの原因になりますが，特に注意すべきは血圧に影響を与える薬剤です。カルシウム拮抗薬やβブロッカー，ACE阻害薬・ARBなどの降圧薬や利尿薬が最近追加されたり増えていないかなどのチェックをお願いします。特に有症状時のバイタルサインが有用です。血圧が低めか？　脈が遅くないか？　をチェックしてください。

14 めまい　何だかふらふらして

症例②
特に基礎疾患のない53歳女性。1週間前からの咳，鼻汁，咽頭痛あり。近医受診してかぜと言われた。その後，鼻汁や咽頭痛は改善傾向であったが，倦怠感と新たにふらつくようなめまいが出現したため救急受診。来院時血圧125/75mmHg，心拍数68回/分，SpO$_2$ 99% (room air) とバイタルは異常なし。
被疑薬：
内服薬を確認したところ，数日前にかぜで受診した際にニューキノロン系抗菌薬が処方されていた。

抗菌薬でもめまいを来すものがあります。特にニューキノロン系抗菌薬やミノサイクリンは有名です。ミノサイクリンはにきびなどに安易に，しかも長期処方されて，めまいで体調を崩している若い女性をよく見かけます。

症例③
高血圧と変形性膝関節症の既往のある78歳女性。1カ月くらい前から後頭部痛あり，近医脳神経外科受診しMRIで異常認めず緊張型頭痛と言われて鎮痛薬が出た。その後も痛みが続くため再度脳神経外科受診した。3日くらい前から下痢があり，起立時にめまいあり救急受診。来院時血圧75/48mmHg，心拍数96回/分，SpO$_2$ 98% (room air) でショックバイタルであった。
被疑薬：
内服薬を確認したところ，脳神経外科よりNSAIDsが連日処方されていた。さらに，変形性膝関節症に対して近医整形外科からもともとNSAIDsが連日処方されていた。

高齢者のpolypharmacyで危険なものの1つに複数医療機関からのNSAIDsの処方があります。本症例はNSAIDs潰瘍からの出血で黒色下痢便になっていました。

これら以外にも，筋弛緩薬や抗けいれん薬，ベンゾジアゼピン系抗不安薬にも注意しましょう。また，OTC薬の抗ヒスタミン薬は第一世代のものが含まれていることが多いため，鎮静作用が強くめまいやふらつきの原因になるので注意したいものです。

冒頭の患者さんにはこんな対応を！

 薬剤師は患者さんからさらに話を聞き取り，レッドフラッグサインがないかどうか確認します。

薬剤師：①めまいはぐるぐる回る感じですか？ それともふわふわ浮くとか気が遠くなる感じでしょうか？

患　者：うーん，ふわふわというかふらふらするんです。ぐるぐるとか気が遠くなる感じではないです。

薬剤師：そうですか。②めまいのときに耳鳴りとか耳の聞こえが悪いとかはないですか？

患　者：年とともに耳の聞こえはちょっとずつ悪くなっているけど。めまいと一緒にはないです。

薬剤師：③頭痛があるとか，手足のしびれがあるとかはないですか？

患　者：頭がぼーっとはしますけど痛いとかしびれはないです。

薬剤師：血圧や熱を測らせていただきますね。えーと，④血圧は110/65mmHg，心拍数は68回/分，体温は36.2℃でちょっと血圧が低いですが，いつもはいくつくらいですか？

患　者：いつも血圧はこのくらいです。低いときは100mmHgないときもありますが，昔から低血圧なんです。朝弱くって…。

薬剤師：そうですか。聞くのを忘れていましたが特に持病や⑤飲んでいる薬はないですか？

❶ まずは分類する努力をしましょう。

❷ めまいのレッドフラッグサインを確認しましょう。

❸ これもレッドフラッグサインの確認です。

❹ バイタルサインを必ず測定しましょう。

❺ 薬剤性は必ずチェックしましょう。

Step 4 めまい・倦怠感を見極める　めまい

14 めまい　何だかふらふらして

患　者：特にないですが，最近夜も寝られないことが多くて，近くの病院で寝られないときの睡眠薬をもらってます。

薬剤師：❻そうですか。ご自分の考えでよろしいですので，このめまいの原因として日常生活で気づかれていることとか，こんな病気が心配だとかありますか？

患　者：うーん，そうですねえ…❼最近，友だちとちょっとお金の関係でトラブルがあって。すごく仲良くしていたのに全然話もしなくなったんです。どうしたらよいのかなあと考えると夜も寝られなくて，寝るためにちょっとお酒を飲んだり睡眠薬使ったりしてるんです。そうするとだいたい翌日にふらふらするんです。やっぱり精神的な問題でしょうか…。

薬剤師：そうですか。めまいの原因はたくさんありますが，脳のMRIまでとっていて異常がないのと，特に医療機関を受診するような緊急性のあるサインは血圧など含めて現時点ではなさそうですね。めまいは精神的な要素もあるかもしれませんが，眠るために飲まれているお酒や睡眠薬も影響しているかもしれませんね。

患　者：❽そうですよね。両方はまずいですよね。

薬剤師：いまは日常生活でのトラブルが落ち着いていない時期ですので，そこを乗り切るまではある程度は睡眠薬などの力を借りることは仕方がないことかと思いますが，❾それがどんどん増えたりしないようにして何とか乗り越えられるようにできたらよいですね。

❻はっきりしない訴えのときにはこのような解釈モデル（後述）を聞くことが大切です。

❼ここをいかに引き出せるかはアートの側面もあります。話しやすい雰囲気作りなど経験を積みましょう。

❽このように，めまいの原因に関して自覚されていることも多いです。

❾トラブルを何とかしてあげたいと思いますが，医師や薬剤師にできることではないので注意しましょう。

患　者：そうですよね。ちょっと状況は良くはなってきているので，ビタミン剤とかで頑張ろうって思えるようにはなったんです。

薬剤師：そうですか。十分にその効果が証明されたビタミン剤などは多くないですが，効果のある人はいますので，飲んでみる価値はあるかと思います。⑩<u>一緒に探してみましょう。</u>

患　者：よろしくお願いします。

> ⑩このように，一緒に頑張っていこうという雰囲気作りがこのような患者さんにはとても重要です。

ヒントを引き出す病歴聴取・医療面接のコツ

解釈モデルに注目する！　患者さんの考えを聞こう！

　正直，めまいを訴える患者さんの対応には苦慮することが多いと思います。明らかな回転性や失神前めまいのことは多くはなく，いわゆる不定愁訴としての軽いめまい感がとても多いです。「心因性 vs 器質的疾患」としてしっかり病歴・身体所見・検査をして器質的疾患を除外し，こちらがどんなに説明しても納得してくれないという状況に陥っていることもあります。ではどうするか？ですが，このような診療は患者さんのある点に配慮していないことがあります。そこを外しているのでいつまでたっても患者さんの真の不安を取ってあげられていないのです。それを引き出す実践的なコツは「解釈モデルを聞く」ことであると日々感じます。

ここがPOINT！

解釈モデル

患者さんが考える病気の原因，病態，経過，病気の影響，
望む治療法，期待感などのこと

　患者さんがめまいの原因や関係する事柄に関してどのように考えているか

14 めまい　何だかふらふらして

を聞くことで，何を心配しているかをより具体的に引き出すことができますが，聞き方を間違うと答えてくれないことも多いでしょう．自分がやる方法として，「ご自分の考えで全然かまいませんので，今回の症状の原因として日常生活のこんなことが関係していないかなあとか，こんな病気が心配だなあとか，何か考えることがあったら教えてもらってもよろしいですか？」と聞くと，答えていただけることが多い印象です．

OTC選びのポイント

　めまいに効果のある薬を考えるためには，めまいの原因が何か？によるのですが，器質的疾患の可能性が低いとなった場合のめまいに効果のある薬はOTC薬にかぎらず医療機関を受診しても難しいところです．耳からのめまいであれば，OTC薬では酔い止めのトラベルミン®はそのメカニズムからも効果が期待できる薬の1つではありますが，鎮静作用に注意しましょう．大切なことはめまいの原因となっている日常生活へのアプローチで，そこへの傾聴だと思います．サプリメントや栄養ドリンクを積極的にお勧めするかはそのエビデンスを知れば知るほど極めて悩ましいですが，めまいのような効果的な薬がない分野ではプラセボ効果としてもその威力を発揮することが多いと考えます．大切なことは患者さんの安全面と金銭面に配慮し，効果がなければダラダラと使わないことです．いわゆる「エビデンスがないから薬は出さない」という考え方は医療費を使って診療している医療機関では大切な指標であることが多いですが，代替医療（alternative medicine）ではその限りではありません．ぜひこの選択例は各自で考えてみてください（代替医療，EBMとOTC薬に関しては次項でよりくわしく考えてみたいと思います）．

OPQRSTチェックシート：めまい

Onset（発症形態） いつから始まったか？ どのようにして始まったか？	突然か，急にかそれとも徐々にかを聞く。特にめまいでも突然の発症かに注目する。発症時間を何時何分まで言える場合には脳血管障害の可能性があり，初発の場合には受診勧奨をする。普段からめまいを繰り返している病歴があれば緊急性は低い。しかし，もともとふらつきが持続していても増悪していないか聞く。ふらつきの発症（増悪）と薬剤の開始・増量の時期を丁寧にチェックする。	
Provocative & Palliative （増悪・緩解因子） 何をしたら良く・悪くなるか？	起立時に発症する場合は立位により血圧低下が起こりやすいため，失神前めまいの可能性がある。また，寝返りなど頭位変換での発症では良性発作性頭位めまい症の可能性がある。明確なストレス要因があれば精神的なものを示唆する。	
Quality（性状） どんなタイプか？	p.215の表2を参考に，回転性か動揺性か失神前かに注目する。	
	部　位	随伴症状
Region（部位）/Related symptom（随伴症状） 場所は？/他の症状は？	なし	耳鳴・難聴，頭痛，頸部・後頭部痛，構音障害，嚥下障害，複視，しびれ，脱力などレッドフラッグサインに注目する。聴力障害があれば末梢性めまいを疑う。めまい発作時に耳鳴や難聴を伴えばメニエール病を疑うが，多くはない。動悸，胸部不快感，胸痛があれば心血管系疾患を疑う。その他，発熱（感染症，炎症性腸疾患）があれば感染症に伴うめまいであろう。かぜの3症状チェック（咳，鼻汁，咽頭痛）や，胃腸炎の3症状チェック（吐き気・嘔吐，腹痛，下痢）も忘れずに行う。
Severity（程度） どのくらいつらいか？	いままでのなかで一番つらいかを聞く。繰り返すめまいの患者さんでも，いままでで一番つらいと言うようであれば医療機関受診が望ましい。	
Time course（時間経過） 症状の時間での変化は？	間欠的か持続的かを確認する。特に持続時間を聞く。良性発作性頭位めまい症では通常，1回の発作時間は数秒～数十秒とされる。メニエール病は数時間～数日とされる。これ以上持続する場合には前庭神経炎や小脳・脳幹の梗塞などが考えられる。数カ月になると心因性のめまいの可能性が高くなる。増悪しているのか軽快しているのかも聞く。	

Step 4

めまい・倦怠感を見極める　めまい

14 めまい　何だかふらふらして

レッドフラッグサインを見逃さない！

めまいへのアプローチ

回転性・動揺性・失神前を分類
失神前めまいを見逃さない

↓

安静時にも改善しない and/or 随伴症状を確認

- 聴力障害があるか？
- 神経所見があるか？
- 動悸，胸部不快感，胸痛があるか？
- 薬剤性の可能性はあるか？

めまいのレッドフラッグサイン 🚩

- ☑ 失神前めまい
- ☑ 耳鳴・難聴を伴う
- ☑ 脳血管障害の危険因子が複数ある場合（高血圧，糖尿病，脂質異常症，喫煙）
- ☑ 頭痛，頸部・後頭部痛がある
- ☑ 構音障害，嚥下障害，複視，半身のしびれ，脱力がある
- ☑ 顔，口の周りのしびれ（過換気との違いに注意）がある
- ☑（片側だけに）倒れそうになる
- ☑ 動悸，胸部不快感，胸痛を伴う

⚠ **こんな症状があったら，出血，心血管系疾患，脳梗塞などの可能性あり。受診勧奨を！**

薬剤性の可能性は常に念頭に置いて問診する。

このレッドフラッグサインを用いて，今後の注意事項として受診のタイミングを説明すること。「現時点では緊急のサインはなさそうですが，今後このような症状が出ないか注意してください。出てくるようでしたら医療機関を受診してください」と説明するとよいでしょう。

めまいにまつわる素朴な疑問　医師はどんな説明をしている？

Q めまい持ちなんですけど何か良い方法はないですか？

A めまいのなかで，「どちらかというとつらいときは回転性で，頭を動かしたときだけなり，安静にするとよくて動かずにいると30秒程度でかなり落ち着き，動かすたびにめまいがするが何度も動かしているうちにいつか良くなる」といわれるレッドフラッグサインのないめまいは，そのほとんどが良性発作性頭位めまい症です。実は自分もこのめまい持ちの1人で，良性疾患で命に関わることがなく特効薬もないのをよく知っていますので医療機関を受診することはありませんが，ときどき大きなめまいのときにはつらいなあと思います。このめまいは平衡感覚をつかさどる耳の半規管にある耳石という石が動いてしまったことが原因とされます。このめまいに特効薬はないのですが，実は早く良くする方法があり，エプリー法という石を元の位置に戻す治療法があります。自分は医師なので，"自己エプリー法"をやるのですが，一般の方でもそれに似たことができ，"めまい体操"ともよばれます。「自宅で行うめまい体操」としてそのやり方に関してとてもわかりやすく紹介されていますのでご参照ください[2]。

▶ 引用文献

1) 金城光代，金城紀与史，岸田直樹・編：ジェネラリストのための内科外来マニュアル．医学書院，2013
2) 明神館脳神経外科：自宅で行うめまい体操（http://www.myojin-kan.jp/wp/wp-content/uploads/2014/01/memai_Epley.pdf）

Step 4　めまい・倦怠感を見極める

15 何だか最近だるくって

倦怠感

前項のおさらいと本項のねらい

　前項ではめまいを訴える患者さんについて考えてみました。めまいは薬剤師さんへのアンケート結果で，よく聞かれる症状としては第10位ですが，聞かれて困る症状の第1位です。しかも，めまいを来す疾患は多岐にわたり，重篤なものも含まれうるのですが，"薬局に相談する程度のめまい"と考えると，レッドフラッグサインに注目して適切に受診勧奨できれば，実は最も多いのは軽いふらつき程度のめまいであることが多いと思います。そこで重要なことは，患者さんの解釈モデルに注目した傾聴ができることと，そこへの親身な姿勢であることも確認しました。また，在宅を中心として薬剤性のめまいを早期に発見してpolypharmacyを調整する1人になってください。

　さて，本項では倦怠感について考えてみましょう。倦怠感はめまい同様によく聞かれる症状ではないようですが，聞かれて困る症状の第2位となっています。これまためまいのとき同様に「何だかだるくって…」と言われて困るのは実は薬剤師さんにかぎったことではなく，医師にとっても難しく，何だかよくわからなく嫌だなと思う症状と位置づけられています。基本的なアプローチ法はめまいと似ていますが，倦怠感では特に注意すべきことがありますのでそこを確認できるようになりましょう。では実際の症例をもとに考えてみましょう。

 薬局に40代後半の女性が「何だか最近だるくって」と言ってやってきました。

患　者：何だか最近だるくて仕方がないの。何か良い薬ありますか？

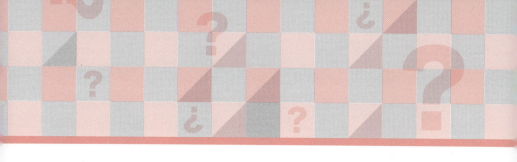

薬剤師：❶それはおつらいですね。いつからあるのですか？

患　者：半年くらい前からかなあ。

薬剤師：そうですか，❷半年前のだるいのといまのとは同じですか？

患　者：うーん，以前は頑張らなくちゃって思っていたんだけど，何だか最近ではやる気すらなくなってきていて…。

薬剤師：そうですか，とても大切な質問なのでお聞きしたいのですが，❸どうして今日来店しようかなって思われましたか？

患　者：だるいけど，休んでもいまいち良くならなくって…，仕事にも影響が出たらまずいなあと思って，元気になる薬があったらなあと思って来ました。

薬剤師：なるほど，そうですか。了解しました（とは言いつつも，倦怠感って何を聞いたらよいのかな？　何だか訴えもはっきりしないしどうしていいのかなあ）。あと，❹ほかにおつらいことはないですか？

患　者：最近ではだるいのに夜も寝られないこともあって，睡眠薬って薬局でもいただけるんでしたっけ？

❶倦怠感では共感の姿勢がとても大切です。

❷経過が長い患者さんには，最近の変化を聞きましょう。

❸受診理由（来局理由）をずばり聞くといい場合があります。しかし，ここは言葉遣いに注意してください。「どうして来たんですか？」という言い方だけだとちょっと失礼ですね。

❹何を聞いたらよいか？ と思ってしまいますが，最初はこのような広い質問（医学の世界ではopen-ended questionといいます）が病歴聴取では良いとされています。これに対して，患者さんが「はい」もしくは「いいえ」で答えるような質問をclosed questionといいます。

➡ さて，この患者さんにあなたはどのように対応しますか？

15 倦怠感　何だか最近だるくって

解説

倦怠感を訴える患者さんへのアプローチ ── 倦怠感を分類する

　倦怠感はその原因から大きく身体的疾患・精神的疾患・複合疾患の3つに分けることができます。

1. 身体的疾患によるもの

　身体的疾患は急性（4週間以内）のものと慢性（5週間以上）のものとで分けて考えるとよいでしょう。急性の経過であれば最も多い原因は感染症で、そのほか急性肝炎や心筋炎なども含まれます。また、慢性の経過であれば、内分泌疾患（糖尿病、甲状腺機能亢進症／低下症、副腎不全、ナトリウムやカリウムといった電解質異常）や代謝性疾患、貧血や悪性腫瘍などがありますが、薬剤師さんに注目してほしいものとしてはアルコール依存症や妊娠、更年期で、そこを引き出せるようになってください。

- **身体的疾患を疑う倦怠感の特徴**

　やる気はあるけれども実際にやり遂げられない、発症形態が急性である、倦怠感自体は短時間である、休むと軽快する、といった場合に身体的疾患を疑います。また、労作で悪化するとか、+αの症状として発熱や体重減少を伴う場合にも疑います。

2. 精神的疾患によるもの

　倦怠感で最も多い原因は精神的な疾患によるものでしょう。精神的といっても医療機関の受診が必要なものもありますので注意が必要です。具体的にはうつ病、身体化障害 ➡ 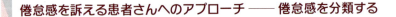、パニック障害など医療機関での治療が必要なものがあります。しかし、多くはそこまでには至らない日常生活でのストレスであったり、身近な方との死別（ペットもよくあります）が原因のことが多いでしょう。

ⓐ 身体化障害とは、適切な診察・検査によっても医学的に説明できる器質的異常が見当たらないにもかかわらず、患者が痛みや胃腸症状、神経症状などを繰り返し訴えるもので、患者の心理的問題の表現の一方法と考えられています。

- **精神的疾患を疑う倦怠感の特徴**

　精神的な疾患の場合には，気力もなく，体を動かす気もしないことが多いでしょう。倦怠感も長時間続くことが多く，休んでも改善しません。また，+αの症状も身体的疾患のときとは違いさまざまな不調を訴えるものの，再現性に乏しいはっきりしない訴えのことが多いでしょう。抑うつ的で，きついと言いながらもやり遂げられたりします。身体的疾患と違い，労作ではむしろ感じなかったりします。睡眠障害を伴うことが多いです。

3. 複合疾患によるもの

　身体的なものと精神的なものとが両方混在することがあります。そう言われると何でもありのように聞こえるかもしれませんが，「多くの身体的疾患も長期化すると精神的な要素が加わってくることがある」ということに注意しましょうということです。つまり，精神的疾患を疑う特徴が前面に出過ぎていてもそれにだまされずに，身体的疾患を契機に起こっていないかと考える癖をつけましょう。一見難しいようにみえますが，発症時の状況を丁寧に聞き取るとどちらが先かわかることが多いでしょう。

ヒントを引き出す病歴聴取・医療面接のコツ

解釈モデルに注目する！　患者さんの考えを聞こう！

　めまいのときと同様に倦怠感でも有用な病歴聴取のコツとして解釈モデルがあります。「ご自分の考えで全然かまいませんので，今回の症状の原因として日常生活のこんなことが関係していないかなあとかこんな病気が心配だなあとか，何か考えることがあったら教えてもらってもよろしいですか？」と聞きましょう。意外にもあっさりと解決することがあります。何より，何が心配かを聞き取り，そこを中心にサポートしてあげることで患者さんの満足度が上がります。そのほか，倦怠感では「どのような仕事をされていますか？（パソコンに向かいっ放しのデスクワークか？　体を動かすことが多いか？）」とか飲酒歴，生理の周期なども聞きましょう。

薬局における倦怠感のレッドフラッグサインとは？

　では，薬局における倦怠感のレッドフラッグサインとしてどのようなも

15 倦怠感　何だか最近だるくって

のがあるでしょうか？　これを知っていれば，来局時にこれらの症状がなくても，そのような症状がある場合には医療機関を受診してくださいねという説明にも使えます。急性のものでも明らかに先行する典型的かぜ型の経過（かぜの3症状チェック陽性）がありバイタルサインに異常がなければ感冒後疲労のことが多く，インフルエンザがその原因としてはとても多いでしょう。その場合には漢方薬の良い適応になります。

倦怠感のレッドフラッグサイン

- ☑ バイタルサインに異常がある場合。特に発熱（38℃以上）
- ☑ 体重減少（6～12カ月以内に元の体重の5％以上の減少を有意な体重減少とする）
- ☑ 急性発症の場合（身体的疾患の可能性が高い）
- ☑ 単一の局所身体症状がある（その臓器が原因のことが多い）
- ☑ うつ病のスクリーニングが陽性の場合

うつ病のスクリーニングができるようになろう！

　精神的な原因として最も多いのは日常生活でのストレスでしょう。しかし，それもひどくなるとうつ病になってしまいます。倦怠感という訴えでは薬局では特にうつ病になっていないかに常に注意することが重要です。ではどのように判断したらよいでしょうか？　そこで，うつ病のスクリーニング法を覚えてください。

【うつ病のスクリーニングのための2大質問法】

① この1カ月間で気分が落ち込んだりふさぎ込んだりしたことはありませんでしたか？（抑うつ気分）
② この1カ月間で物事に対する興味を失ったり，楽しくないと思ったことはありませんか？（興味の消失）

この2大質問法は感度が96％，特異度が57％となっています。つまり，使い方としては，この2つの質問どちらにも「いいえ」であればうつ病がほぼ否定的となります。この質問でひとまずスクリーニングをして，次の診断基準を満たせばうつ病となります。

> 【うつ病の診断基準】
>
> 　うつ病のスクリーニングが陽性で，さらに以下のSIGE CAPSの8つの項目のうち5項目以上を満たす状態が2週間以上続く場合。ただし，内科的疾患を除外すること。また重要人物との死別なども除外する。
>
> **SIGE CAPS（シゲの帽子）**
>
> | | | |
> |---|---|---|
> | S | Sleep disturbance | 睡眠障害 |
> | I | Interest | 興味の減退 |
> | G | Guilt | 罪悪感 |
> | E | Energy loss | 気力の消失 |
> | C | Concentration | 集中力の消失 |
> | A | Appetite loss | 食欲の減退 |
> | P | Psychomotor retardation | 精神運動遅滞 |
> | S | Suicide | 自殺企図 |

　2大質問法のどちらか1つが「はい」でもうつ病とはかぎらないのですが，薬局ではこのスクリーニングが陽性であれば一度は医療機関を受診していただくという方針でよいと考えます。さらにSIGE CAPSで自殺企図がある場合には緊急で医療機関を受診していただくようにしましょう（SIGE CAPSは実際に患者さんに聞くためというよりは，これらがあるとよりうつ病の可能性があるのでという説明に使えるでしょう）。

倦怠感で注目すべきOPQRST！（チェックシート⇒p.238）

　OPQRSTといっても，症状ごとにどのようなことに注目して聞いたらよいかは違います。倦怠感で注目すべきOPQRSTとその病態をまとめてみましょう。在宅や薬局店頭などで活用してみてください。

15 倦怠感　何だか最近だるくって

> **薬局薬剤師さんへのお願い**
> —— 倦怠感を来す薬剤を使用していないかをチェックしよう！

　倦怠感を来す原因は多岐にわたりますので，薬局ではその診断名にこだわるよりは倦怠感のレッドフラッグサインに注目し，それがある場合には医療機関を受診するという方針がよいでしょう．しかし，近年ではpolypharmacyの影響もあり，めまいと同じく薬剤性の倦怠感をよく見かける印象です．ぜひ，その専門性を活かして薬剤師さんがそれを見つける1人になっていただけたらと思います．薬剤性による倦怠感だった症例をいくつかご紹介します．

> **症例①**
> ADL（日常生活動作）自立している70歳女性．1カ月前から体がだるく，動くのも嫌な気持ちになってきた．無理して動くと筋肉も痛い感じがあり受診．3カ月前の検診で脂質異常症を指摘され2カ月前に近医受診した．来院時血圧125/77mmHg，心拍数68回／分．診察上，軽度筋肉に把握痛（つかむと生じる痛み）あり．
> **被疑薬：**
> 内服薬を確認したところ1カ月前から脂質異常症としてスタチン系が開始されていたため血液検査をすると，クレアチンキナーゼ（CK）の上昇を認めた．

　筋力低下を来す薬剤も倦怠感という訴えになることがあり注意しましょう．特にスタチン系や筋弛緩薬がこれにあたります．スタチン系はCKが上がっていなくても筋症状は出てもよいとされます．

> **症例②**
> 高血圧，脂質異常症の既往のある55歳女性．2カ月前から特に午前中に体がだるくなるようになった．夜は眠れているが，日中も眠気がある．そのためか動くのも嫌な気持ちになってきた．1年くらい前から更年期症状あり，イライラすることが多かったが最近良くはなってきている．
> **被疑薬：**
> 内服薬を確認したところ，高血圧の薬でカルシウム拮抗薬が投与されていたが，バイタルサインは異常はなかった．しかし，更年期症状によるイライラに対して3カ月くらい前からベンゾジアゾピン系抗不安薬が毎食後定期内服となっており，減量したところ倦怠感が改善した．

　眠気を来す薬剤も倦怠感の原因になります．ベンゾジアゾピン系抗不安

薬やその他の睡眠薬，抗ヒスタミン薬，抗うつ薬，抗けいれん薬にも注意しましょう。また，降圧薬などによる厳格なコントロールで血圧が低下している方がいますので注意しましょう。本症例は，カルシウム拮抗薬（CCB）自体が倦怠感の原因ではありませんが，更年期症状を悪化させていました。日本では「血圧の薬＝CCB」としている医師も多いでしょう。更年期症状があると血圧は高くなりがちで，そこにCCBを入れるというのは逆効果です。更年期症状が悪化し，さらにそこにベンゾジアゼピン系抗不安薬を入れて…，と自作自演の病気を作っていることがあります。

冒頭の患者さんにはこんな対応を！

 薬剤師は患者さんからさらに話を聞き取り，レッドフラッグサインがないかどうか確認します。

薬剤師：だるいのはずっとあるのですか？　仕事中とか何かしているときは気にならないとかありますか？

患　者：最近ではずっとあることが多いですね。まあ，仕事でもすごい集中しているときは気にならないかもしれません。❶何だかだるいと首の後ろが重くてだるかったり，手足が冷えてしびれが出たり，息苦しい感じがしたりして…。

薬剤師：そうですか。それはとてもおつらいですね。持病はないですか？　❷あと熱があるとか，体重が減っているとかはありませんか？

患　者：持病は特にないです。何だか熱っぽいかもなと思うときはあって，そういうときは36.8℃もあります。体重はむしろ増えているかもしれません。

❶随伴症状がたくさんあり過ぎで訴えが多く変ですね。

❷倦怠感のレッドフラッグサインを確認しましょう。

15 倦怠感　何だか最近だるくって

薬剤師：ちょっと血圧やお熱を測らせていただきますね。えーと，血圧は124/78mmHg，心拍数は72回/分，体温は36.6℃で問題なさそうですね。

患　者：えっ，やっぱりそんなに熱があるんですか！

薬剤師：いや，❸それほど高くはないかと思いますが…。

患　者：わたし平熱が35℃台になることもあるんでこれでも高いほうです。

薬剤師：そうですか…。❹ここ1カ月くらいでいままで楽しくできていたことができなくなってきているとか，うつっぽく気分が落ち込むこととかありますか？

患　者：うーん，そこまではないかなあ。仕事も責任あることを任されていて，何とか頑張ろうと思ってやってはいます。けど忙しくて…。

薬剤師：そうですか。お仕事大変ですね。だるくなる原因はたくさんありますが，急いで病院を受診しないといけない症状はなさそうですね。お仕事など日常生活に関係したものだとは思いますが，そこが良くならないと，ひどいうつ病とかになってしまうこともありますので，ぜひそこの調整も必要かと思います。

患　者：❺そうですよね。もう若いときのようにはいきませんよね。

薬剤師：❻そうかもしれませんね。十分にその効果が証明されたビタミン剤などは多くないですが，効果のある人はいますので，飲んでみる価値はあるかと思います。睡眠薬はそれでもダメなときくらいにしたほうがいいかと思います。

❸ 医学的に有意な熱とはどのような場合かを説明できるようになりましょう（p.240のQ＆A参照）。

❹ 倦怠感を訴える場合にはうつ病のスクリーニングをしましょう。

❺ このように，倦怠感の原因に関して自覚されていることも多いです。

❻ 年のせいかどうかはわかりませんので「そうですね」と言うよりは「そうかもしれませんね」と言うほうがいいかと思います。

❼ 一緒に探してみましょう。

患　者：よろしくお願いします。

> ❼ めまい同様に、こうした一緒に頑張っていこうという雰囲気作りがこのような患者さんにはとても重要です。

OTC選びのポイント

代替医療，EBMとOTC薬

　根拠に基づく医療はEBM (evidence based medicine)ともいわれ，いまの医療では知らない人はいないでしょう。医療の現場では常に「エビデンスは十分か？」と考えながら臨床判断を下すように医療者は努めています。よって，可能なかぎりエビデンスを踏まえて根拠のある治療をしていますが，すべての医療行為においてそのようにしているわけではありません。最終的には，エビデンスの質を踏まえた患者さんごとの状況（患者さん自身の思いも加味して，本当にその患者さんにあてはまるかなど）を考慮して決定しています。

　さて，では薬局ではどうでしょうか？　薬局でも同じことがいえるのですが，OTC薬などではその効果を支持する研究に十分な根拠があるものはとても少ないといわれます。では，OTC薬などは販売してはいけないのでしょうか？　そこはまた慎重に考える必要があるかと感じます。例えば，国民の保険料や税金からなる医療費を使って行うものは可能なかぎり根拠に基づいた医療を行うべきでしょう。しかし，原則自費で負担する薬局では，根拠が十分とは証明されていないとしても治療の選択肢として考慮してはいけないということにはならないのではないかと思います。根拠が十分ではないので効果は確実には期待できないかもしれません。しかし，金額の問題や，特に副作用の問題で大きな害がなさそうというデータであれば治療の選択肢としては考慮されてもよいと自分は考えます。また，日本にかぎらず，海外でも「医師は臨床的に不適切で科学的根拠がないものでも，処方せんを書くことで患者との良好な関係を維持するために利用することがよ

Step 4 めまい・倦怠感を見極める　倦怠感

15 倦怠感　何だか最近だるくって

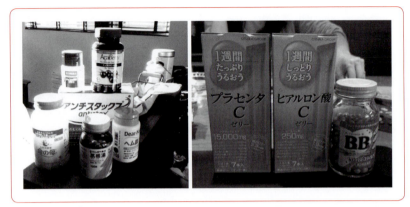

図1　妻が，医師である自分に相談なく購入したOTC薬やサプリメントなど

くある」とされます[1]。この姿勢が良いということではありません。

　また，例えばかぜの患者さんで，たまに外来で「ねぎを首に巻いてもいいですか？」と聞かれることがあります。ねぎを首に巻くことでのかぜの効果を明確に証明した研究はありません。しかし，ダメですとなるでしょうか？自分はそのような場合には，「その効果が証明されたというデータはないですので，絶対にやったほうがいいですよとは言えませんが，ねぎを買うお金があって（金額），ねぎで首がかぶれないかを注意していただければ（副作用），やってダメとは思いませんよ」と答えています。何より，患者さんのこのような代替医療への期待は，思いのほか大きいと思います。

代替医療への期待

　医療が進歩しましたが，そのせいか多くの人は，「すべての症状にはそれを良くするための薬があるものだ」と思う傾向があると日々感じます。しかし，現代医療をもってしても十分な治療薬がないものも多く（例えばかぜもその1つ），そのような場合に薬への期待が高い人にはプラセボ効果はとても大きいでしょう。特に代替医療は一般市民にとても人気があります。たとえ根拠が十分なくても，強い興味関心や親友からのお勧めといった状況が極めて大きなプラセボ効果を生むことはあるでしょう。図1は妻が知らぬ間に奥様つながりで薬局で購入してきたものです。医師の自分としては

びっくりしてしまい，つい写真を撮ってしまいましたが，妻にはとても満足のいくもののようです（妻と自分のコミュニケーションに問題があるようにも思いますが…）。医療はいまだに完璧な学問ではありません。しかし金額や副作用には十分配慮しましょう。これらを踏まえて倦怠感に期待できる薬剤選択例は各自考えてみてください。ただし最も大切なことは，薬ではなく患者さんの話をしっかり聞き寄り添っている姿勢だと感じます。

15 倦怠感　何だか最近だるくって

OPQRSTチェックシート：倦怠感

Onset（発症形態） いつから始まったか？ どのようにして始まったか？	何とも言えない不定愁訴的な倦怠感でも，日にちを答えられるような急性発症はレッドフラッグサインと考える。経過が長くても発症時の状況を丁寧に聞き取り，身体的疾患が隠れていないかを確認する。
Provocative & Palliative（増悪・緩解因子） 何をしたら良く・悪くなるか？	労作で悪化するか，安静で改善するか，何かをしていると（仕事，散歩など）気にならないか，など。明確なストレス要因があれば精神的なものを示唆する。ストレスでは，夫がいると悪化するという病歴がとれることが意外に多い。
Quality（性状） どんなタイプか？	やる気はあるか？ 実際にやりとげられるか？ など

Region（部位）/Related symptom（随伴症状） 場所は？/他の症状は？	部　位	随伴症状
	基本的には部位はないことが多いが，特定の場所が言える（局所身体症状のある）倦怠感はレッドフラッグサインと考える。	発熱，体重減少，うつ症状などを確認する。かぜの3症状チェック（咳，鼻汁，咽頭痛）や，胃腸炎の3症状チェック（吐き気・嘔吐，腹痛，下痢）も忘れずに行う。これらが先行すれば感冒後疲労の可能性が高い。あまりにも多くの随伴症状がある場合には，逆に精神的な疾患である可能性が高い。うつ病のスクリーニングが陽性であればSIGE CAPSに注目する。

Severity（程度） どのくらいつらいか？	「どのくらいつらいか？」は日常生活に支障が出るくらいかと聞くとよい。
Time course（時間経過） 症状の時間での変化は？	間欠的か持続的かを確認する。特に持続時間を聞く。長時間続く場合には精神的なことが多い。

レッドフラッグサインを見逃さない！

倦怠感へのアプローチ

原因は身体的疾患・精神的疾患・複合疾患に分類される

↓

身体的疾患の可能性とうつ病の可能性を確認

- 急性発症か？
- 発熱や体重減少があるか？
- 抑うつ傾向が認められるか？
- 薬剤性の可能性はあるか？

倦怠感のレッドフラッグサイン

- ☑ ①バイタルサインに異常がある場合。特に発熱（38℃以上）
- ☑ ②体重減少（6〜12カ月以内に元の体重の5％以上の減少を有意な体重減少とする）
- ☑ ③急性発症の場合（身体的疾患の可能性が高い）
- ☑ ④単一の局所身体症状がある（その臓器が原因のことが多い）
- ☑ ⑤うつ病のスクリーニングが陽性の場合

⚠ こんな症状があったら，身体的疾患，うつ病，または複合疾患の可能性あり。
受診勧奨を！

身体的疾患ではアルコール依存症，妊娠，更年期障害にも注目する。
薬剤性の可能性は常に念頭に置いて問診する。

Step 4 めまい・倦怠感を見極める 倦怠感

このレッドフラッグサインを用いて，今後の注意事項として受診のタイミングを説明すること。「現時点では緊急のサインはなさそうですが，今後このような症状が出ないか注意してください。出てくるようでしたら医療機関を受診してください」と説明するとよいでしょう。

15 倦怠感　何だか最近だるくって

倦怠感にまつわる素朴な疑問　医師はどんな説明をしている？

Q 倦怠感を訴える患者さんは症状が多くて，熱に関しても「普段は35℃台なので，36℃台でもだるくてつらいです」なんて言われることが多いですが，この熱は病的な熱として受診勧奨したほうがよいのでしょうか？

A 患者さんのこのような熱の訴えは内科外来でもよくあります。だいたい，訴えの多い人がたまりにたまった心配の延長でそのように言う傾向があるなあと自分も感じますし，そのような患者さんへの対応には苦労することが多いと思います。そこで，このような訴えに対応できるようになるためにも「臨床的に有意な熱とは？」という質問に答えられればそれを説明にも使えると思いますのでそこを考えてみましょう。臨床的に有意な熱とは，教科書的には午前中で37.3℃以上，午後で37.8℃以上とされます。一般的に平熱でも午前中より午後に熱が高くなっていることを知りましょう。ちなみに自分の場合，普段から午前中は36.8℃で，午後には37.2℃くらいはあります。病的な熱ではないのに，心配でつい熱を測ってしまうと午後の正常の微熱を拾ってしまい，余計に心配になるという現象が起こります。そのような患者さんには，「実は私も午後は37℃くらいあるんですよ」と教えてあげると安心することが多いと感じます。しかし，この定義を満たさなくても有意な（実際に疾患のある）熱のことはあり，注意が必要ではあります。特に高齢者はこの定義の限りではありません。「普段は35℃台なので，36℃台でもつらいです」という言葉は，一見不定愁訴と思いがちですが，丁寧にひも解くことが大切です。特にそのような患者さんにとって有意と感じる熱に"寝汗"を伴っているかどうかを聞きましょう。その場合は何かある可能性がありますので，医療機関を受診していただくとよいと思います。

▶引用文献

1) Brian A, et al：Minor Illness or Major Disease？ 5th edition, Pharmaceutical Press, 2012

付録

付録 ①　主なOTC薬の成分一覧表

付録 ②　主な速乾性手指消毒薬の成分と特徴

付録① 主なOTC薬の成分一覧表

- 本書で解説したかぜ，痛み，胃のむかつき，下痢などに対して効能・効果をもつ一般用医薬品のうち，薬局やドラッグストアなどで販売される主な商品320品目とその成分量を掲載しています（2015年8月末現在）。
- かぜ薬と解熱鎮痛薬は指定第2類医薬品から，それ以外の薬は第2類医薬品から掲載しています。
- 小児用の薬は掲載していません。

▸ かぜ薬 …… p.244
▸ かぜ薬（漢方製剤・生薬）…… p.250
▸ 解熱鎮痛薬 …… p.254
▸ 鎮咳去痰薬 …… p.258
▸ 胃腸薬（H₂ブロッカー・制酸薬）…… p.262
▸ 胃腸薬（健胃薬・整腸薬）…… p.264
▸ 胃腸薬（複合胃腸薬）…… p.266
▸ 止瀉薬 …… p.274

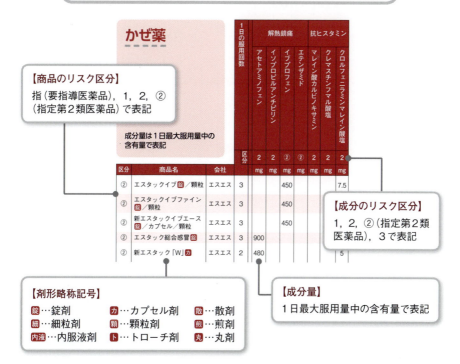

付録① 主なOTC薬の成分一覧表

かぜ薬

成分量は1日最大服用量中の含有量で表記

区分	商品名	会社	1日の服用回数	解熱鎮痛 アセトアミノフェン	イソプロピルアンチピリン	イブプロフェン	エテンザミド	抗ヒスタミン マレイン酸カルビノキサミン	クレマスチンフマル酸塩	クロルフェニラミンマレイン酸塩	d-クロルフェニラミンマレイン酸塩	ジフェニルピラリン塩酸塩	副交感神経遮断 ヨウ化イソプロパミド	鎮咳 ジヒドロコデインリン酸塩	チペピジンヒベンズ酸塩	デキストロメトルファン臭化水素酸塩水和物	ノスカピン	ノスカピン塩酸塩水和物	dl-メチルエフェドリン塩酸塩
				2 mg	2 mg	② mg	2 mg	2 mg	2 mg	2 mg	2 mg	2 mg	2 mg	2 mg	2 mg	2 mg	3 mg	3 mg	② mg
②	エスタックイブ 錠／顆粒	エスエス	3			450				7.5				24					60
②	エスタックイブファイン 錠／顆粒	エスエス	3			450				7.5			6	24					60
②	新エスタックイブエース 錠／カプセル／顆粒	エスエス	3			450				7.5			6	24					60
②	エスタック総合感冒 錠	エスエス	3	900						7.5							48		60
②	新エスタック「W」カ	エスエス	2	480						5								20	
②	新エスタック顆粒／ゴールド錠	エスエス	3	720						7.5				15					
②	改源 散	カイゲン	3	900															30
②	改源かぜカプセル	カイゲン	3	900															40
②	改源錠	カイゲン	3	900															45
②	コルゲンコーワIB錠／透明カプセル	興和新薬	3			450					3.5			24					60
②	コルゲンコーワIB錠TX	興和新薬	3			450					3.5			24					60
②	新コルゲンコーワかぜカプセル／錠	興和新薬	3	390			850				3.5				75				60
②	コンタック総合かぜ薬 昼・夜タイプ 錠	グラクソ	3	900						7.5						48			60
②	新コンタックかぜEX カ	グラクソ	2			400					3.5		5			48			60
②	新コンタックかぜ総合 カ	グラクソ	2	900							3.5					48			40
②	ジキニンC 細	全薬工業	3	900							3.51			24					60
②	ジキニン顆粒A	全薬工業	3	900						7.5				24					60
②	ジキニン顆粒IP	全薬工業	3			450					3.51			24					60
②	ジキニン顆粒エース	全薬工業	3	900							3.51			24					60
②	ジキニン錠エースIP	全薬工業	3			450				7.5				24					60
②	新ジキニン顆粒	全薬工業	3	900						7.5				24					60

かぜ薬

去痰 アンブロキソール塩酸塩	去痰 グアイフェネシン	去痰 グアヤコールスルホン酸カリウム	去痰 ブロムヘキシン塩酸塩	抗炎症 トラネキサム酸	抗炎症 リゾチーム塩酸塩(力価)	漢方 葛根湯	漢方 小青竜湯	生薬 カンゾウ(甘草)	生薬 ケイヒ(桂皮)	生薬 ショウキョウ(生姜)	生薬 マオウ(麻黄)	中枢神経興奮 カフェイン水和物	無水カフェイン	その他成分・備考
2 mg	3 mg	2 mg	2 mg	3 mg	3 mg	2 mg	2 mg	2 mg	3 mg	3 mg	② mg	3 mg	3 mg	
													75	チアミン硝化物(ビタミンB₁硝酸塩)24mg／アスコルビン酸(ビタミンC)300mg
45													75	チアミン硝化物(ビタミンB₁硝酸塩)24mg／アスコルビン酸(ビタミンC)300mg
													75	チアミン硝化物(ビタミンB₁硝酸塩)24mg／アスコルビン酸(ビタミンC)300mg
								187.5*		150*²			75	ヘスペリジン45mg／＊エキス／＊2末
											100			サリチルアミド400mg／アスコルビン酸(ビタミンC)100mg
						○*							75	＊葛根湯加桔梗エキス3,000mg(カッコン・マオウ・ケイヒ・シャクヤク・タイソウ・ショウキョウ・カンゾウ・キキョウ)
								200*	200*	100*			75	＊末
								200*	150*	135*			75	＊末
								225*	200*	150*			75	＊末
	250												40	
	250			750									75	
				420									75	
													33.3	
													75	
													75	
			8										75	
								288*					75	アスコルビン酸249.9mg／L-アスコルビン酸ナトリウム249.9mg／＊エキス粉末
								450*					75	カミツレエキス333.3mg／ニンジンエキス42.9mg／＊エキス
	249.9							450*					75	カミツレエキス333.3mg／ニンジンエキス42.9mg／＊エキス
								450*					75	カミツレエキス333.3mg／ニンジンエキス42.9mg／＊エキス
		250						190*					75	＊エキス
								450*					75	＊エキス

付録① 主なOTC薬の成分一覧表

かぜ薬

成分量は1日最大服用量中の含有量で表記

区分	商品名	会社	1日の服用回数	解熱鎮痛			抗ヒスタミン			副交感神経遮断		鎮咳				
				アセトアミノフェン	イソプロピルアンチピリン	イブプロフェン	エテンザミド	マレイン酸カルビノキサミン	クレマスチンフマル酸塩	クロルフェニラミンマレイン酸塩	d-クロルフェニラミンマレイン酸塩	ジフェニルピラリン塩酸塩	ヨウ化イソプロパミド	ジヒドロコデインリン酸塩	チペピジンヒベンズ酸塩	デキストロメトルファン臭化水素酸塩水和物	ノスカピン	ノスカピン塩酸塩水和物	dl-メチルエフェドリン塩酸塩
区分				2	2	②	②	2	2	2	2	2	2	②	2	2	3	3	②
				mg	mg	mg	mg	mg	mg	mg	mg	mg	mg	mg	mg	mg	mg	mg	mg
②	新ジキニン錠D	全薬工業	3	900								3.5		24					60
②	ストナアイビー錠	佐藤製薬	3			450					4			12					60
②	ストナアイビージェルカ	佐藤製薬	3			450			7.5					24					60
②	ストナ三層錠	佐藤製薬	3	900					7.5							48			60
②	ストナジェルサイナスSカ	佐藤製薬	3	900							4			24				48	60
②	ストナデイタイム細	佐藤製薬	3	450			750							18					
②	ストナプラス2錠／顆粒	佐藤製薬	3	450			750				4			24			48		60
②	ストナプラスジェル2カ	佐藤製薬	3	900							4			24					60
②	バファリンかぜEX錠	ライオン	3			450				1.34				24					60
②	パブロンAG錠	大正製薬	3	900										24					60
②	パブロンNカ	大正製薬	3			450		7.5						18					
②	パブロンS散／錠	大正製薬	3	900				7.5						24					60
②	パブロンSC錠	大正製薬	3	900				7.5						24					60
②	パブロンSゴールド錠／微粒	大正製薬	3	900				7.5						24			48		60
②	パブロンエースAX錠／微粒	大正製薬	3			450				7.5				24					60
②	プレコールエース顆粒	第一三共	3	705						7.5				24					
②	プレコール持続性カプセル	第一三共	2	450	300					7.5				12					60
②	プレコール持続性ファミリー錠	第一三共	2	900						5				12					60
②	ペラックコールド3錠	第一三共	3			450				1.34				22					60
②	ペラックコールドTD錠	第一三共	3	450			750						4	24					60
②	ベンザエースA錠／錠	武田薬品	3	900								3.5					48		60

かぜ薬

去痰				抗炎症		漢方		生薬				中枢神経興奮		その他成分・備考
アンブロキソール塩酸塩	グアイフェネシン	グアヤコールスルホン酸カリウム	ブロムヘキシン塩酸塩	トラネキサム酸	リゾチーム塩酸塩(力価)	葛根湯	小青竜湯	カンゾウ(甘草)	ケイヒ(桂皮)	ショウキョウ(生姜)	マオウ(麻黄)	カフェイン水和物	無水カフェイン	
2 mg	3 mg	2 mg	2 mg	3 mg	3 mg	2	2	2 mg	3 mg	3 mg	②	3 mg	3 mg	
		250						190*					75	*エキス
		250											75	
													30	
													60	ノイシリン300mg／オウヒエキス90mg
	150												75	ベラドンナ総アルカロイド0.3mg
		225					○*						75	*小青竜湯乾燥エキス800mg
								142.86*					75	車前草乾燥エキス150mg／ビタミンC500mg／*エキス末
			12										75	L-カルボシステイン750mg
			12										75	アスコルビン酸カルシウム(ビタミンC)500mg
			12										75	メキタジン4mg／チアミン硝化物(ビタミンB$_1$硝酸塩)24mg／リボフラビン(ビタミンB$_2$)12mg
				240									75	チアミン硝化物(ビタミンB$_1$硝酸塩)24mg／リボフラビン(ビタミンB$_2$)12mg
			12		60								75	ビスイブチアミン(ビタミンB$_1$誘導体)24mg／リボフラビン(ビタミンB$_2$)12mg
			12		60								75	リボフラビン(ビタミンB$_2$)12mg／アスコルビン酸(ビタミンC)500mg
			12		90								75	ビスイブチアミン(ビタミンB$_1$誘導体)24mg／リボフラビン(ビタミンB$_2$)12mg
45													75	チアミン硝化物(ビタミンB$_1$硝酸塩)24mg／リボフラビン(ビタミンB$_2$)12mg／アスコルビン酸(ビタミンC)500mg
		150				○*						90		リボフラビン(ビタミンB$_2$)7.5mg／アスコルビン酸(ビタミンC)300mg／*葛根湯乾燥エキス1,140mg
								118*					75	*エキス末
								90*					75	*エキス末
			12										75	
		150		750									75	
				420									75	ヘスペリジン60mg

付録 ①　主な OTC 薬の成分一覧表

かぜ薬

成分量は 1 日最大服用量中の含有量で表記

区分	商品名	会社	1日の服用回数	解熱鎮痛				抗ヒスタミン					副交感神経遮断	鎮咳					
				アセトアミノフェン	イソプロピルアンチピリン	イブプロフェン	エテンザミド	マレイン酸カルビノキサミン	クレマスチンフマル酸塩	クロルフェニラミンマレイン酸塩	d-クロルフェニラミンマレイン酸塩	ジフェニルピラリン塩酸塩	ヨウ化イソプロパミド	ジヒドロコデインリン酸塩	チペピジンヒベンズ酸塩	デキストロメトルファン臭化水素酸塩水和物	ノスカピン	ノスカピン塩酸塩水和物	dl-メチルエフェドリン塩酸塩
区分				2	2	2	2	2	2	2	2	2	2	2	2	2	3	3	2
				mg	mg	mg	mg	mg	mg	mg	mg	mg	mg	mg	mg	mg	mg	mg	mg
②	ベンザブロックIP錠／錠	武田薬品	3			450				7.5				24					60
②	ベンザブロックIPプラス錠／錠	武田薬品	3	180		360					3.5			24					60
②	ベンザブロックL錠／錠	武田薬品	3			450				7.5				24					
②	ベンザブロックLプラス錠／錠	武田薬品	3			450					3.5			24					
②	ベンザブロックS錠／錠	武田薬品	3	900							3.5		6	24					60
②	ベンザブロックSプラス錠／錠	武田薬品	3	900							3.5		6	24					60
②	ルルアタックEX錠／顆粒	第一三共	3			450			1.34					24					60
②	ルルアタックFX錠 新ルル−K細粒／錠	第一三共	3	900					1.34							48			
②	新ルルAゴールド錠	第一三共	3	900					1.34					24				48	60
②	新ルルAゴールドDX錠／細粒	第一三共	3	900					1.34					24					60
②	新ルル−A錠	第一三共	3	900					1.34					24				36	60

かぜ薬

去痰				抗炎症		漢方		生薬				中枢神経興奮		その他成分・備考
アンブロキソール塩酸塩	グアイフェネシン	グアヤコールスルホン酸カリウム	ブロムヘキシン塩酸塩	トラネキサム酸	リゾチーム塩酸塩（力価）	葛根湯	小青竜湯	カンゾウ（甘草）	ケイヒ（桂皮）	ショウキョウ（生姜）	マオウ（麻黄）	カフェイン水和物	無水カフェイン	
2 mg	3 mg	2 mg	2 mg	3 mg	3 mg	2 mg	2 mg	2 mg	3 mg	3 mg	② mg	3 mg	3 mg	
													75	ヘスペリジン90mg
													75	ヘスペリジン90mg／アスコルビン酸カルシウム500mg
													75	塩酸プソイドエフェドリン135mg
													75	塩酸プソイドエフェドリン135mg／L-カルボシステイン750mg
				420									75	ヘスペリジン90mg
				420									75	ヘスペリジン90mg／リボフラビン（ビタミンB₂）12mg
			12	750										チアミン硝化物（ビタミンB₁硝酸塩）25mg／リボフラビン（ビタミンB₂）12mg
	240							188*	270*2		566*		90	ニンジン軟エキス100mg／ベンフォチアミン（ビタミンB₁誘導体）24mg／*エキス／*2末
					90*								75	ベラドンナ総アルカロイド0.3mg／ベンフォチアミン（ビタミンB₁誘導体）24mg／*リゾチームとして
			12	420									60	ベラドンナ総アルカロイド0.3mg／ベンフォチアミン（ビタミンB₁誘導体）24mg
	240				60*								75	ベンフォチアミン（ビタミンB₁誘導体）24mg／*リゾチームとして

付録① 主なOTC薬の成分一覧表

かぜ薬（漢方製剤・生薬）

成分量は1日最大服用量中の含有量で表記

区分	商品名	会社	1日の服用回数	オウギ(黄耆) 3g	オウゴン(黄芩) 2g	カッコン(葛根) 2g	カンキョウ(乾姜) 3g	カンゾウ(甘草) 2g	キョウニン(杏仁) 2g	ケイヒ(桂皮) 3g	ゴミシ(五味子) 3g	サイコ(柴胡) 2g	サイシン(細辛) 2g
葛根湯													
2	葛根湯エキス顆粒Aクラシエ	クラシエ	3			8		2		3			
2	クラシエ葛根湯液Ⅱ	クラシエ	2			8		2		3			
2	ツムラ漢方内服液葛根湯 ツムラ漢方葛根湯液2	ツムラ	3 2			8		2		3			
2	葛根湯エキス顆粒Sクラシエ 「クラシエ」漢方葛根湯エキス顆粒SⅡ	クラシエ	3 2			6		1.5		2.25			
2	葛根湯エキス顆粒クラシエ 葛根湯エキス錠クラシエ	クラシエ	3			4		1		1.5			
2	ツムラ漢方葛根湯エキス錠A	ツムラ	3			2.64		1.32		1.32			
桂枝湯													
2	ツムラ漢方桂枝湯エキス顆粒	ツムラ	2					1		2			
柴胡桂枝湯													
2	「クラシエ」柴胡桂枝湯液	クラシエ	3		2			1.5		2.5		5	
2	ツムラ漢方内服液柴胡桂枝湯S	ツムラ	3		2			1.5		2.5		5	
2	「クラシエ」漢方柴胡桂枝湯エキス顆粒A	クラシエ	3		2			1.5		2.5		5	
2	「クラシエ」漢方柴胡桂枝湯エキス顆粒SⅡ	クラシエ	2		1.5			1.125		1.875		3.75	
2	「クラシエ」漢方柴胡桂枝湯エキス顆粒	クラシエ	3		1			0.75		1.25		2.5	
2	ツムラ漢方柴胡桂枝湯エキス顆粒A	ツムラ	2		1			1		1		2.5	
小柴胡湯													
2	小柴胡湯エキス顆粒クラシエ 小柴胡湯エキス錠クラシエ	クラシエ	3		1.5			1				3.5	
2	ツムラ漢方小柴胡湯エキス顆粒	ツムラ	2		1.5			1				3.5	
小青竜湯													
2	小青竜湯エキス顆粒Aクラシエ	クラシエ	3				3	3	3	3	3		3
2	ツムラ漢方内服液小青竜湯S	ツムラ	3				3	3	3	3	3		3
2	「クラシエ」漢方小青竜湯エキス顆粒SⅡ	クラシエ	2				2.25	2.25	2.25	2.25	2.25		2.25
2	「クラシエ」漢方小青竜湯エキス錠 「クラシエ」ベルエムピS小青竜湯エキス錠 小青竜湯エキス顆粒クラシエ	クラシエ	3				1.5	1.5	1.5	1.5	1.5		1.5
2	ツムラ漢方小青竜湯エキス顆粒	ツムラ	2				1.5	1.5	1.5	1.5	1.5		1.5

かぜ薬（漢方製剤・生薬）

シャクヤク(芍薬)	ショウキョウ(生姜)	ショウマ(升麻)	セッコウ(石膏)	ソウジュツ(蒼朮)	タイソウ(大棗)	チンピ(陳皮)	トウキ(当帰)	ニンジン(人参)	ハンゲ(半夏)	ビャクジュツ(白朮)	マオウ(麻黄)	その他成分・備考
3g	3g	2g	2g	2g	3g	3g	3g	3g	2g	2g	②g	
3	1				4						4	葛根湯エキス 5,200mg
3	1				4						4	葛根湯抽出液A 60mL
3	1				4						4	葛根湯エキス 8.3g
2.25	0.75				3						3	葛根湯エキス（3/4量）3,900mg
1.5	0.5				2						2	葛根湯エキス（1/2量）2,600mg
1.32	0.66				1.98						1.98	葛根湯エキス（2/3量）2.8g
2	0.75				2							桂枝湯乾燥エキス 1.5g
2.5	1				2				2		4	柴胡桂枝湯抽出液A 60mL
2	1				2				2		4	柴胡桂枝湯エキス 81mL
2	0.5				2				2		4	柴胡桂枝湯エキス 4,000mg
1.5	0.375				1.5				1.5		3	柴胡桂枝湯エキス（3/4量）3,000mg
1	0.25				1				1		2	柴胡桂枝湯エキス（1/2量）2,000mg
1	0.5				1				1		2	柴胡桂枝湯エキス（1/2量）2.0g
	0.5				1.5			1.5	2.5			小柴胡湯エキス（1/2量）2,700mg
	0.5				1.5			1.5	2.5			小柴胡湯エキス（1/2量）2.25g
3	3								6		3	小青竜湯エキス 5,200mg
3	3								6		3	小青竜湯エキス 81mL
2.25	2.25								4.5		2.25	小青竜湯エキス（3/4量）3,900mg
1.5	1.5								3		1.5	小青竜湯エキス（1/2量）2,600mg
1.5	1.5								3		1.5	小青竜湯エキス（1/2量）2.5g

付録① 主なOTC薬の成分一覧表

かぜ薬（漢方製剤・生薬）

成分量は1日最大服用量中の含有量で表記

区分	商品名	会社	1日の服用回数	オウギ(黄耆) 3g	オウゴン(黄芩) 2g	カッコン(葛根) 2g	カンキョウ(乾姜) 3g	カンゾウ(甘草) 2g	キョウニン(杏仁) 2g	ケイヒ(桂皮) 3g	ゴミシ(五味子) 3g	サイコ(柴胡) 2g	サイシン(細辛) 2g
小青竜湯													
2	新ハイピロガンK顆	クラシエ	3										
補中益気湯													
2	ツムラ漢方補中益気湯エキス顆粒	ツムラ	2	2				0.75				1	
2	補中益気湯エキス顆粒クラシエ／補中益気湯エキス錠クラシエ／ワカゲン錠	クラシエ	3	2				0.75				1	
麻黄湯													
2	ツムラ漢方内服液麻黄湯	ツムラ	3					1.5	5	4			
2	「クラシエ」漢方麻黄湯エキス顆粒i	クラシエ	3					1.125	3.75	3			
2	「クラシエ」漢方麻黄湯エキス顆粒	クラシエ	3					0.75	2.5	2			
2	ツムラ漢方麻黄湯エキス顆粒	ツムラ	2					0.75	2.5	2			
麻杏甘石湯													
2	ツムラ漢方麻杏甘石湯エキス顆粒	ツムラ	2					1	2				
その他													
2	藿香正気散料エキス顆粒クラシエ	クラシエ	3					0.5					
2	銀翹散エキス顆粒Aクラシエ	クラシエ	3					2.556					
2	「クラシエ」漢方五虎湯エキス顆粒A	クラシエ	3					2	4				
2	「クラシエ」漢方五虎湯エキス顆粒S／「クラシエ」漢方五虎湯エキス顆粒SⅡ	クラシエ	3／2					1.5	3				
2	柴胡桂枝乾姜湯エキス顆粒	クラシエ	3		1.5			1		1.5		3	
2	「クラシエ」漢方竹茹温胆湯エキス顆粒i	クラシエ	3					0.75				2.25	
2	中将湯錠	ツムラ	3					0.4		1.5			

252

かぜ薬（漢方製剤・生薬）

シャクヤク(芍薬)	ショウキョウ(生姜)	ショウマ(升麻)	セッコウ(石膏)	ソウジュツ(蒼朮)	タイソウ(大棗)	チンピ(陳皮)	トウキ(当帰)	ニンジン(人参)	ハンゲ(半夏)	ビャクジュツ(白朮)	マオウ(麻黄)	その他成分・備考
3g	3g	2g	2g	2g	3g	3g	3g	3g	2g	2g	②g	
												アセトアミノフェン500mg／クロルフェニラミンマレイン酸塩7.5mg／無水カフェイン90mg／小青竜湯エキス粉末1,500mg
	0.25	0.5		2	1	1	1.5	2				補中益気湯エキス（1/2量）2.5g
	0.25	0.5			1	1	1.5	2			2	補中益気湯エキス（1/2量）3,200mg
											5	麻黄湯エキス81mL
											3.75	麻黄湯エキス（3/4量）1,200mg
											2.5	麻黄湯エキス（1/2量）800mg
											2.5	麻黄湯エキス（1/2量）0.875g
			5								2	麻杏甘石湯乾燥エキス0.875g
	0.5			0.5	1				1.5	1.5		藿香正気散料エキス粉末1,750mg（ブクリョウ1.5g／コウボク1g／キキョウ0.75g／ビャクシ0.75g／ソヨウ0.5g／カッコウ0.5g／ダイフクヒ0.5g）
												銀翹散エキス粉末5,900mg（キンギンカ4.26g／レンギョウ4.26g／ハッカ2.556g／キキョウ2.556g／タンチクヨウ1.704g／ケイガイ1.704g／タンズシ2.136g／ゴボウシ2.136g／レイヨウカク0.132g）
			10								4	五虎湯エキス粉末M 2,100mg（ソウハクヒ3g）
			7.5								3	五虎湯エキス粉末M 1,575mg（ソウハクヒ2.25g）
1												柴胡桂枝乾姜湯乾燥エキス700mg（ボレイ1.5g／カロコン1.5g）
	0.75				1.5			0.75	3.75			竹茹温胆湯エキス粉末4,950mg（チクジョ2.25g／ブクリョウ2.25g／バクモンドウ2.25g／キジツ1.5g／コウブシ1.5g／キキョウ1.5g／オウレン0.75g）
2	0.1			1			2	0.4				センキュウ1g／ブクリョウ1g／ボタンピ1g／トウヒ0.7g／コウブシ0.5g／ジオウ0.5g／トウニン0.4g／オウレン0.2g／チョウジ0.1g

付録① 主なOTC薬の成分一覧表

解熱鎮痛薬

成分量は1日最大服用量中の含有量で表記

区分	商品名	会社	1日の服用回数	解熱鎮痛 アセトアミノフェン ② 2 mg	アスピリン(アセチルサリチル酸) ② mg	イソプロピルアンチピリン 2 mg	イブプロフェン ② mg	エテンザミド ② mg	ロキソプロフェンナトリウム水和物 1 mg
②	イブ 錠	エスエス	3				450		
②	イブA錠	エスエス	3				450		
②	イブクイック頭痛薬 錠	エスエス	3				450		
②	エキセドリンA錠／カプセル	ライオン	2	600	1,000				
1	エルペインコーワ 錠	興和新薬	3				450		
②	グレランエース錠	武田薬品	2	600				1,000	
②	グレラン・ビット 錠	武田薬品	3	195			450		
②	ケロリン 散	内外薬品	2		1,200				
②	ケロリンIBカプレット	内外薬品	3				450		
②	ケロリンチュアブル	内外薬品	3		1,350				
②	コンジスイとんぷく 顆	丹平製薬	2	600				1,000	
②	サリドンA 錠	第一三共	3			450		750	
②	歯痛リングル 細	佐藤製薬	2						
②	セデスV 錠	塩野義	3	480				1,200	
②	セデスキュア 錠	塩野義	3				450		
②	セデス・ハイ 錠／G 顆	塩野義	3	750		450			
②	セデス・ファースト 錠	塩野義	3	480				1,200	
②	新セデス錠	塩野義	3	480				1,200	
②	大正トンプク 細	大正製薬	2	600				700	
②	ナロンエース 錠	大正製薬	3				432	252	
②	ナロンエースR 錠	大正製薬	3				432	252	
②	ナロン顆粒／錠	大正製薬	3	795				900	
指	ナロンメディカル 錠	大正製薬	3*				600*2		
②	ノーシン 散／「細粒」	アラクス	3	900				360	
②	ノーシン錠	アラクス	3	900				480	
②	ノーシンピュア 錠	アラクス	3				450		
②	ノーシンホワイト〈細粒〉／錠	アラクス	2	600				760	

解熱鎮痛薬

鎮静催眠		制酸		生薬		中枢神経興奮		その他成分・備考
アリルイソプロピルアセチル尿素	ブロモバレリル尿素(ブロムワレリル尿素)	合成ヒドロタルサイト	メタケイ酸アルミン酸マグネシウム	ケイヒ(桂皮)	シャクヤク(芍薬)	カフェイン水和物	無水カフェイン	
②	②	2	2	3	3	3	3	
mg	mg	mg	mg	mg	mg	mg	mg	
180							240	
180							240	酸化マグネシウム300mg
							240	ブチルスコポラミン臭化物30mg
	400						52	ジベンゾイルチアミン(ビタミンB1誘導体)20mg
				120*			120	*末
180							240	アミノ酢酸900mg
	360						160	
					150			
	200						100	アスピリンアルミニウム2,000mg
180							240	ジセチアミン塩酸塩水和物(ビタミンB1誘導体)24mg
180							240	
180							150	
							240	酸化マグネシウム300mg
180							240	
	400						100	
	600						150	
	600						150	乾燥水酸化アルミニウムゲル200mg
	600						150	
								*再度症状があらわれた場合のみ3回目を服用できる。*2 要指導医薬品
					210			
					210			
180							240	
					120			

付録① 主なOTC薬の成分一覧表

解熱鎮痛薬

成分量は1日最大服用量中の含有量で表記

区分	商品名	会社	1日の服用回数	解熱鎮痛 アセトアミノフェン	アスピリン(アセチルサリチル酸)	イソプロピルアンチピリン	イブプロフェン	エテンザミド	ロキソプロフェンナトリウム水和物
				2	②	2	②	②	1
				mg	mg	mg	mg	mg	mg
②	ハイタミン錠	アラクス	2	600				1,000	
②	ハッキリエースa 顆	小林製薬	3	690				690	
②	バイエルアスピリン 錠	佐藤製薬	3		1,500				
②	バファリンA 錠	ライオン	2		1,320				
②	バファリンルナi 錠	ライオン	3	390			390		
②	フェリア 細	武田薬品	3				450		
②	リングルAP 錠	佐藤製薬	3			450		750	
②	リングルアイビー200 カ／錠200	佐藤製薬	2				400		
1	ロキソニンS 錠	第一三共	3*						204.3

解熱鎮痛薬

鎮静催眠		制酸		生薬		中枢神経興奮		その他成分・備考
アリルイソプロピルアセチル尿素	ブロモバレリル尿素(ブロモワレリル尿素)	合成ヒドロタルサイト	メタケイ酸アルミン酸マグネシウム	ケイヒ(桂皮)	シャクヤク(芍薬)	カフェイン水和物	無水カフェイン	
② mg	② mg	2 mg	2 mg	3 mg	3 mg	3 mg	3 mg	
						120		
			450		150*	225		*エキス
		400						
							240	乾燥水酸化アルミニウムゲル210mg
		1,080				150		
								*再度症状があらわれた場合のみ3回目を服用できる。

付録① 主なOTC薬の成分一覧表

鎮咳去痰薬

成分量は1日最大服用量中の含有量で表記

			1日の服用回数	鎮咳				気管支拡張			去痰				消炎酵素
				コデインリン酸塩水和物	ジヒドロコデインリン酸塩	ジメモルファンリン酸塩	デキストロメトルファン臭化水素酸塩水和物	ノスカピン	ジプロフィリン	テオフィリン	トリメトキノール塩酸塩水和物	dl-メチルエフェドリン塩酸塩	L-カルボシステイン	グアイフェネシン	グアヤコールスルホン酸カリウム	クレゾールスルホン酸カリウム	ブロムヘキシン塩酸塩	リゾチーム塩酸塩（力価）
区分			区分	②	②	3	2	3	2	1	2	②	2	3	2	2	2	3
区分	商品名	会社		mg	mg	mg	mg	mg	mg	mg	mg	mg	mg	mg	mg	mg	mg	mg
2	アスクロン 散	大正製薬	3					60							270			
②	アネトンせき止めZ液	武田薬品	3〜6	50								75						60
②	アネトンせき止めZ錠	武田薬品	3〜4	50								75						60
1	アネトンせき止め顆粒	武田薬品	3〜4	60						160		40			270			
2	エスエスブロン液L	エスエス	3〜6				60							170				
②	エスエスブロン錠	エスエス	3		30							50						
②	新エスエスブロン錠エース	エスエス	3		30							75	750					
②	改源咳止液W	カイゲン	3〜6		30							75						
2	コンタックせき止めST 力	グラクソ	2			60		200										40
②	ジキニン液D	全薬工業	3〜6		30							75				270		
②	新コルゲンコーワ咳止め透明カプセル	興和新薬	3		30							75		300				
②	新フステノン 錠	エスエス	3		30							75	750					
②	新ブロン液エース	エスエス	3〜6		30									170				
2	ストナ去たんカプセル	佐藤製薬	3										750				12	
②	チミコデシロップN	佐藤製薬	3〜6		30							75						60
②	ドッペル錠D	全薬工業	3		30							75						
②	ドッペル錠せきどめ	全薬工業	3		30							75	750					
②	トニン咳どめ液D	佐藤製薬	4〜6		30							75				270		
②	トニン咳止サット 錠	佐藤製薬	3		24							60						
②	トニン咳止錠	佐藤製薬	3		30							37.5			210			
②	新トニン-咳どめ 内液	佐藤製薬	3〜6		30							75				270		

鎮咳去痰薬

抗ヒスタミン		殺菌消毒	生薬							中枢神経興奮		その他成分・備考
クロルフェニラミンマレイン酸塩	d-クロルフェニラミンマレイン酸塩	セチルピリジニウム塩化物水和物	オウヒ(桜皮)	カンゾウ(甘草)	キキョウ(桔梗)	セネガ	トコン(吐根)	ナンテンジツ(南天実)	ニンジン(入参)	カフェイン水和物	無水カフェイン	
2 mg	2 mg	3 mg	3 mg	2 mg	3 mg	3 mg	② mg	3 mg	3 mL	3 mg	3 mg	
				198*							150	メトキシフェナミン塩酸塩150mg／マレイン酸カルビノキサミン12mg／＊粗エキス
12						1,500mg*					60	＊流エキス
12						89.82mg*					60	＊乾燥エキス
8												
12											62	
8											90	
12												
12					2,000mg*	1,000mg*					150	＊流エキス
	6			200*							75	シャゼンソウエキス1,000mg／＊エキス
	6											安息香酸ナトリウムカフェイン75mg
12												
12											62	
12					0.5mL*			1.2*		90		＊流エキス
	6			600*			10*2					＊エキス／＊2末
	6			128*			10*2					＊エキス粉末／＊2末
			40*		250mg*	100mg*					64	ジフェニルピラリン塩酸塩6mg／ソヨウ流エキス500mg／＊エキス
		3										
12				135*							150	＊エキス
12		16.8*		105mg*		42mg*					64	ソヨウ流エキス0.21mL／＊エキス

付録① 主なOTC薬の成分一覧表

鎮咳去痰薬

成分量は1日最大服用量中の含有量で表記

				鎮咳					気管支拡張				去痰				消炎酵素
			1日の服用回数	コデインリン酸塩水和物	ジヒドロコデインリン酸塩	ジメモルファンリン酸塩	デキストロメトルファン臭化水素酸塩水和物	ノスカピン	ジプロフィリン	テオフィリン	トリメトキノール塩酸塩水和物	dl-メチルエフェドリン塩酸塩	L-カルボシステイン	グアイフェネシン	グアヤコールスルホン酸カリウム	クレゾールスルホン酸カリウム	ブロムヘキシン塩酸塩	リゾチーム塩酸塩（力価）
区分				②	②	3	2	3	2	1	2	2	2	3	2	2	3
区分	商品名	会社		mg	mg	mg	mg	mg	mg	mg	mg	mg	mg	mg	mg	mg	mg
②	新トニン咳止め液	佐藤製薬	4〜6		30						6				270			
②	パブロンSせき止め カ	大正製薬	3		30			60				75					12	
②	パブロンせき止め 顆	大正製薬	3		30			60				75						60
2	新パブロンせき止め液	大正製薬	3〜4			60											8	40
②	プレコール持続性せき止めカプセル	第一三共	2				60					60			135			
②	プロコデせき止め液	第一三共	3〜6		30							60			240			
②	ペラックスイート パインS／ブルーベリーS／ライムS ト	第一三共	5〜6									37.5			135			
②	ベンザブロックせき止め液／1回量のみ切りタイプ	武田薬品	3〜4		20							50		200				
②	ベンザブロックせき止め錠	武田薬品	3		30			60				75					12	
2	ベンザブロックトローチ	武田薬品	6												140			
②	マピロンせき止め錠	興和新薬	3		30							75			270			
1	ミルコデ錠A	佐藤製薬	3							300	37.5		300					
②	ミルコデシロップ	佐藤製薬	4〜6									75		300				
②	ルルせき止めミニカプセル	第一三共	3				60	60				75						60
②	ルルメディカルドロップ G／H／O	第一三共	5〜6									50			180			

鎮咳去痰薬

抗ヒスタミン		殺菌消毒	生薬							中枢神経興奮		その他成分・備考
クロルフェニラミンマレイン酸塩	d-クロルフェニラミンマレイン酸塩	セチルピリジニウム塩化物水和物	オウヒ(桜皮)	カンゾウ(甘草)	キキョウ(桔梗)	セネガ	トコン(吐根)	ナンテンジツ(南天実)	ニンジン(人参)	カフェイン水和物	無水カフェイン	
2 mg	2 mg	3 mg	3 mg	2 mg	3 mg	3 mg	② mg	3 mL	3 mg	3 mg	3 mg	
					105mg＊	42mg＊					62.5	バクモンドウエキス500mg／ソヨウ流エキス0.21mL／＊エキス
12											150	マレイン酸カルビノキサミン12mg
				192＊	576mg＊2							マレイン酸カルビノキサミン12mg／＊粗エキス／＊2乾燥エキス末
	4										80	
8												
10.5		300＊							100＊2		90	＊抽出物／＊2軟エキス
		6										
						0.4mL＊						トラネキサム酸280mg／＊流エキス
												トラネキサム酸420mg
												デキストロメトルファンフェノールフタリン塩60mg
	6				240mg＊							＊乾燥エキス末
				108＊	120mg＊	30mg＊						＊エキス
				280＊	400mg＊	150mg＊						＊エキス
											90	
		6										

付録① 主なOTC薬の成分一覧表

胃腸薬（H₂ブロッカー・制酸薬）

成分量は1日最大服用量中の含有量で表記

			1日の服用回数	H₂ブロッカー				制酸				
				ニザチジン	ファモチジン	ラニチジン塩酸塩	ロキサチジン酢酸エステル塩酸塩	ケイ酸アルミン酸マグネシウム	合成ヒドロタルサイト	酸化マグネシウム（重質酸化マグネシウム）	水酸化マグネシウム	炭酸水素ナトリウム（重曹）	炭酸マグネシウム（重質炭酸マグネシウム）
区分	商品名	会社	区分	1	1	1	1	2	2	3	3	3	3
				mg	mg	mg	mg	mg	mg	mg	mg	mg	mg
H₂ブロッカー													
1	アシノンZ カ／胃腸内服液／錠	ゼリア	2	150									
1	アバロンZ 錠	大正製薬	2			126		500		200			
1	イノセアワンブロック カ	佐藤製薬	1				75						
1	ガスター10 錠／S錠／〈散〉／内服液	第一三共	2		20								
制酸薬													
2	イノセア胃腸内服液	佐藤製薬	3						750				
2	イノセアグリーン 顆	佐藤製薬	3										
2	サクロン 顆／錠	エーザイ	3								960		
2	サクロンS 顆	エーザイ	3								1,050		
2	新センロック散剤／錠	第一三共	3								300		
2	新プロストマック 顆	日邦薬品	3										
2	ストマクールA細粒	ゼリア	3						800		450		
2	第一三共胃腸薬コアブロック散剤／錠剤	第一三共	3								300		
2	パンシロンAZ 顆	ロート	3									1,800	180
2	パンシロンクールNOW 錠	ロート	3						780		450		

胃腸薬（H₂ブロッカー・制酸薬）

制酸			胃酸分泌抑制	粘膜修復									その他成分・備考
沈降炭酸カルシウム	メタケイ酸アルミン酸マグネシウム	ロートエキス	ピレンゼピン塩酸塩水和物	アズレンスルホン酸ナトリウム水和物	アズレンスルホン酸ナトリウム	アルジオキサ	L-グルタミン	ゲファルナート	スクラルファート水和物	セトラキサート塩酸塩	銅クロロフィリンカリウム	銅クロロフィリンナトリウム	
3 mg	2 mg	2 mg	2 mg	3 mg	3 mg	2 mg	3 mg	3 mg	2 mg	3 mg	3 mg	3 mg	
													水酸化アルミナマグネシウム400mg
	1,500							1,500					コウボク流エキス588mg／ソウジュツ流エキス588mg
	1,500	30						1,500					ソウジュツ乾燥エキス60mg
1,020		30									120		無水リン酸水素カルシウム1,020mg
		30										90	無水リン酸水素カルシウム1,650mg
1,200		90*											*3倍散
	2,268	300*			6			400	150				ショウキョウ末150mg／*10倍散
			6			120	400						
1,200		90*							600				*3倍散
540	600	30		6			900						
900		30		6		150							

付録① 主なOTC薬の成分一覧表

胃腸薬（健胃薬・整腸薬）

成分量は1日最大服用量中の含有量で表記

区分	商品名	会社	1日の服用回数	制酸 合成ヒドロタルサイト (区分2, mg)	生薬 アカメガシワ(赤芽柏) (区分3, mg)	生薬 ウイキョウ(茴香) (区分3, mL)	生薬 オウレン(黄連) (区分2, mL)	生薬 ケイヒ(桂皮) (区分3, mL)	生薬 ゲンチアナ (区分3, mL)	生薬 コウボク(厚朴) (区分2)	生薬 ショウキョウ(生姜) (区分3, mL)	生薬 ソウジュツ(蒼朮) (区分2)
健胃薬												
2	液キャベコーワ	興和新薬	1	400			0.3*				0.3*²	0.4mL*²
2	液キャベコーワL	興和新薬	1	400							0.3*	
2	太田胃散〈内服液〉	太田胃散	1			0.15*		0.3*	0.2*	0.45mL*	0.3*	0.6mL*
2	ゼリア健胃内服液	ゼリア	3				2.37*					
2	セルベール細/整胃錠	エーザイ	3							83.4mg*		150mg*
2	新セルベール整胃〈細粒〉/〈錠〉	エーザイ	3							83.4mg*		150mg*
2	タケダ漢方胃腸薬A錠/末〈分包〉細	武田薬品	3									
2	ニットーマーゲン内服液	日邦薬品	3			0.9*	0.45*				0.6*	0.9mL*²
2	ヘパリーゼ胃腸内服液	ゼリア	3				2.37*					
整腸薬												
2	クレンジル カ	小林製薬	3	500*								

胃腸薬（健胃薬・整腸薬）

生薬			胃腸機能調整	脂肪消化酵素	利胆	粘膜修復		その他成分・備考
チョウジ（丁子）	チンピ（陳皮）	ニンジン（人参）	カルニチン塩化物	リパーゼ（リパーゼAP6）	ウルソデオキシコール酸	テプレノン	カンゾウ（甘草）	
3 mg	3 mg	3 mg	3 mg	3 mg	3 mg	2 mg	2 mg	
		90[*3]			15		86[*4]	オキソアミヂン末30mg／ゴシュユ流エキス0.3mL／*流エキス−B／*2流エキス／*3乾燥エキス／*4エキス末
0.15mL[*2]	200[*3]	50[*3]					100[*3]	ハッカ油6mg／モッコウエキス25mg／*流エキス／*2チンキ／*3エキス
606mg[*2]	60[*2]		160				35[*3]	モッコウエキス100mg／*流エキス／*2エキス／*3抽出物
								キジツエキス210mg／*流エキス
					112.5			*乾燥エキス
				14.7	112.5			*乾燥エキス
								安中散料エキス480mg（乾燥エキスとして）（ケイヒ・シュクシャ・エンゴサク・カンゾウ・ボレイ・リョウキョウ・ウイキョウ）／安中散1,500mg（ケイヒ・シュクシャ・エンゴサク・カンゾウ・ボレイ・リョウキョウ・ウイキョウ）
0.3mL*		90[*3]						ゴシュユ流エキス0.9mL／キジツチンキ0.9mL／*チンキ／*2流エキス／*3エキス
								キジツエキス210mg／*流エキス
								ゲンノショウコエキス200mg／アロエ末150mg／ダイオウエキス20mg／薬用炭400mg／*エキス

付録 ① 主なOTC薬の成分一覧表

胃腸薬（複合胃腸薬）

成分量は1日最大服用量中の含有量で表記

区分	商品名	会社	1日の服用回数	制酸 ケイ酸アルミン酸マグネシウム	合成ヒドロタルサイト	水酸化マグネシウム	炭酸水素ナトリウム（重曹）	炭酸マグネシウム（重質炭酸マグネシウム）	沈降炭酸カルシウム	メタケイ酸アルミン酸マグネシウム	ロートエキス	生薬 ウイキョウ（茴香）	ウコン（鬱金）	オウバク（黄柏）	ケイヒ（桂皮）	ゲンチアナ
区分				2 mg	2 mg	3 mg	3 mg	3 mg	3 mg	2 mg	2 mg	3	3 mg	2	3	3
2	イノセアバランス 細	佐藤製薬	3				960		684		90*					
2	イノセアプラス錠	佐藤製薬	3						900		30					
2	液キャベコーワG	興和新薬	1		600								200mg*			
2	太田胃散／〈分包〉	太田胃散	3				1,875	78	399			72mg		276mg		45mg
2	太田胃散A〈錠剤〉	太田胃散	3		900		1,530		270			1.65mg*		10.4mg*		
2	ガストール細粒／錠	エスエス	3				1,200			900						
2	カンイ錠	ゼリア	3		945											
2	キャベジンコーワ細粒	興和新薬	3				○*				90*2	300mg*3				
2	ザッツ 細	武田薬品	3		700	450										
2	ザッツ錠	武田薬品	3		700	450										
2	ザッツ21 錠	武田薬品	3				1,200	390		750	30					
2	シオノギ胃腸薬K細粒	塩野義	3				800	500	800		90*			300mg*2	50mg*2	
2	シグナル胃腸薬「顆粒」	エスエス	3				1,200		900	900	30		90	10.8mg*2	60mg*2	
2	シグナル胃腸薬「錠剤」	エスエス	3				1,200		900	900	30		90	10.8mg*2	60mg*2	

胃腸薬（複合胃腸薬）

生薬					でんぷん消化酵素	タンパク消化酵素	脂肪消化酵素	複合消化酵素	利胆	粘膜修復			その他成分・備考
ショウキョウ（生姜）	センブリ（千振）	ソウジュツ（蒼朮）	チョウジ（丁子）	ジアスメンSS	プロザイム	リパーゼ	ビオヂアスターゼ	ウルソデオキシコール酸	アルジオキサ	スクラルファート水和物	銅クロロフィリンナトリウム	カンゾウ（甘草）	
3 mg	3 mg	2 mg	3 mg	3 mg	3 mg	3 mg	3 mg	3 mg	2 mg	2 mg	3 mg	2 mg	
													トロキシピド300mg／アズレンスルホン酸ナトリウム水和物6mg／ケイ酸マグネシウム720mg／＊3倍散C
		60mg*		60		60*2		30		1,500			シロキサリース78.95mg／＊乾燥エキス／＊2リパーゼAP6
												86*2	オキソアミヂン末45mg／ニンジンエキス135mg／ヒハツ末50mg／ハッカ油8mg／オウレン流エキス0.3mL／ゲンノショウコエキス100mg／＊末／＊2エキス
		36mg					120*						ニクズク60mg／チンピ66mg／ニガキ末45mg／合成ケイ酸アルミニウム820.2mg／＊ビオヂアスターゼ
					30*2	60*3	60*4	12.5					レモン油4.46mg／＊油／＊2プロザイム6／＊3リパーゼAP6／＊4ビオヂアスターゼ1000
						30*							ピレンゼピン塩酸塩水和物（M₁ブロッカー）47.1mg／＊ビオヂアスターゼ2000
												180*	胆汁エキス末270mg／デヒドロコール酸108mg／オウゴンエキス150mg／＊エキス末
100mg*3		50mg*3					30*4						メチルメチオニンスルホニウムクロリド150mg／酸化マグネシウム330mg／＊水酸化アルミニウム・炭酸水素ナトリウム共沈物1,370mg／＊3倍散／＊3末／＊4ビオヂアスターゼ2000
100mg*	200mg*	30mg*										150*	カルニチン塩化物450mg／陳皮乾燥エキス150mg／コウボク乾燥エキス20mg／ジヒドロキシアルミニウムアミノアセテート300mg／＊末
10mg*	60mg*	30mg*2										125*3	カルニチン塩化物450mg／陳皮乾燥エキス150mg／コウボク乾燥エキス20mg／ジヒドロキシアルミニウムアミノアセテート300mg／＊乾燥エキス／＊2末／＊3エキス末
						30*	90*2		150				＊リパーゼAP6／＊2ビオヂアスターゼ1000
		50mg*2		20*3	60*4	60*5					45		カルニチン塩化物200mg／ガジュツ末50mg／ニンジン末100mg／アカメガシワ末300mg／＊3倍散／＊2末／＊3プロザイム／＊4リパーゼAP6／＊5ビオヂアスターゼ
30mg*		2.19mg*2		150	15*3	30*4	120*5		90			360*	ガジュツ末180mg／l-メントール7.2mg／＊末／＊2油／＊3プロザイム6／＊4リパーゼAP6／＊5ビオヂアスターゼ1000
30mg*		2.2mg*2		150	15*3	30*4	120*5		90			360*	ガジュツ末180mg／l-メントール7.2mg／＊末／＊2油／＊3プロザイム6／＊4リパーゼAP6／＊5ビオヂアスターゼ1000

付録① 主なOTC薬の成分一覧表

胃腸薬（複合胃腸薬）

成分量は1日最大服用量中の含有量で表記

区分	商品名	会社	1日の服用回数	ケイ酸アルミン酸マグネシウム	合成ヒドロタルサイト	水酸化マグネシウム	炭酸水素ナトリウム（重曹）	炭酸マグネシウム（重質炭酸マグネシウム）	沈降炭酸カルシウム	メタケイ酸アルミン酸マグネシウム	ロートエキス	ウイキョウ（茴香）	ウコン（鬱金）	オウバク（黄柏）	ケイヒ（桂皮）	ゲンチアナ
区分				2 mg	2 mg	3 mg	3 mg	3 mg	3 mg	2 mg	2 mg	3	3	2 mg	3	3
2	シロンS 散	ロート	3				2,286	498	450		30				120mg 7mg*	
2	新キャベ2コーワ 顆	興和新薬	3		450	325						200mg*	300mg*			
2	スクラート胃腸薬（顆粒）	ライオン	3	1,125	270						30					
2	スクラート胃腸薬（錠剤）	ライオン	3		600		450				90*					
2	スクラート胃腸薬S（散剤）／（錠剤）	ライオン	3		480		600					60mg	60mg		300mg	30mg
2	ストッパ胃腸薬 錠	ライオン	3		750			150				102mg*			402mg*	
2	ストマーゼ顆粒	ゼリア	3			300				600					4mg*	
2	ストレージタイプG 顆	武田薬品	2													
2	ストレージタイプH 顆	武田薬品	2													
2	ストレージタイプI 顆	武田薬品	2													
2	ソルマックEX2 内液	大鵬薬品	1									0.3mL*			0.25mL *2	0.376mL *2
2	ソルマックプラス 内液	大鵬薬品	2									0.3mL*			0.25mL *2	0.376mL *2
2	第一三共胃腸薬〔錠剤〕	第一三共	3	720	300	600					30	60mg*		105*	225mg*	
2	第一三共胃腸薬グリーン錠	第一三共	3		480		480			360	90*	30mg*2			180mg*2	90mg*2
2	第一三共胃腸薬グリーン微粒	第一三共	3		600		600			450	90*	30mg*2			180mg*2	90mg*2

胃腸薬（複合胃腸薬）

生薬				でんぷん消化酵素	タンパク消化酵素	脂肪消化酵素	複合消化酵素	利胆	粘膜修復			その他成分・備考
ショウキョウ（生姜）	センブリ（千振）	ソウジュツ（蒼朮）	チョウジ（丁子）	ジアスメンSS	プロザイム	リパーゼ	ビオヂアスターゼ	ウルソデオキシコール酸	アルジオキサ	スクラルファート水和物	銅クロロフィリンナトリウム	カンゾウ（甘草）	
3	3	2	3	3	3	3	3	3	2	2	3	2	
				mg		mg	mg	mg	mg	mg	mg	mg	
	3				21*²		129*³						サナルミン402mg／シュクシャ90mg／＊油／＊2プロザイム／＊3ビオヂアスターゼ500
50mg*			50mg*								75*²		乾燥水酸化アルミニウムゲル450mg／ニンジン乾燥エキス-E 20mg／メチルメチオニンスルホニウムクロリド30mg／ベンフォチアミン25mg／＊末／＊2エキス末
										1,500			アズレンスルホン酸ナトリウム6mg／L-グルタミン400mg
					60	60*²				1,500			アズレンスルホン酸ナトリウム6mg／L-グルタミン400mg／＊3倍散／＊2リパーゼAP6
120mg			120mg			30*	30*²			1,500			サンショウ12mg／＊リパーゼAP12／＊2ビオヂアスターゼ2000
								300					＊末
						60*²	40*³	15					ニューラーゼ90mg／ガジュツエキス15mg／ハッカ油4mg／＊油／＊2リパーゼAP6／＊3ビオヂアスターゼ2000
													半夏瀉心湯エキス（1/2量）2,250mg（乾燥エキスとして）（ハンゲ・オウゴン・カンキョウ・カンゾウ・タイソウ・ニンジン・オウレン）
													半夏厚朴湯エキス（1/2量）1,250mg（乾燥エキスとして）（ハンゲ・ブクリョウ・コウボク・ソヨウ・ショウキョウ）
													安中散エキス750mg（乾燥エキスとして）（ケイヒ・エンゴサク・ボレイ・ウイキョウ・カンゾウ・シュクシャ・リョウキョウ）
		1.2mL*	0.126mL*²								115*³		エンメイソウエキス30mg／ニンジン流エキス0.5mL／オウレンチンキ0.792mL／カルニチン塩化物120mg／（アルコール1.5mL以下）／＊流エキス／＊2チンキ／＊3抽出物
		1.2mL*	0.126mL*²								135*³		ニンジン流エキス0.5mL／オウレンチンキ0.826mL／カルニチン塩化物120mg／（アルコール0.8mL以下／本）／＊流エキス／＊2チンキ／＊3抽出物
75mg*			30mg*			60*²					150*		タカヂアスターゼN1 150mg／アカメガシワエキス63mg／l-メントール9mg／＊末／＊2リパーゼAP12
	5*²		30mg*²			60*³	60*⁴				48	150*²		＊3倍散／＊2末／＊3リパーゼAP6／＊4ビオヂアスターゼ2000
	5*²		30mg*²			60*³	60*⁴				48	150*²		＊3倍散／＊2末／＊3リパーゼAP6／＊4ビオヂアスターゼ2000

付録① 主なOTC薬の成分一覧表

胃腸薬（複合胃腸薬）

成分量は1日最大服用量中の含有量で表記

区分	商品名	会社	1日の服用回数	制酸 ケイ酸アルミン酸マグネシウム	制酸 合成ヒドロタルサイト	制酸 水酸化マグネシウム	制酸 炭酸水素ナトリウム（重曹）	制酸 炭酸マグネシウム	制酸 沈降炭酸カルシウム	制酸 メタケイ酸アルミン酸マグネシウム	制酸 ロートエキス	生薬 ウイキョウ（茴香）	生薬 ウコン（鬱金）	生薬 オウバク（黄柏）	生薬 ケイヒ（桂皮）	生薬 ゲンチアナ
				区分2 mg	区分2 mg	区分3 mg	区分3 mg	区分3 mg	区分3 mg	区分2 mg	区分2 mg	区分3 mg	区分3 mg	区分2 mg	区分3 mg	区分3 mg
2	第一三共胃腸薬プラス細粒	第一三共	3	900	600			600				60mg*		105*	225mg*	
2	第一三共胃腸薬プラス錠剤	第一三共	3	735	600			420				60mg*		105*	225mg*	
2	大正胃腸薬K 散／〈錠剤〉	大正製薬	3													
2	大正漢方胃腸薬 散／〈錠剤〉	大正製薬	3													
2	大正漢方胃腸薬〈内服液〉	大正製薬	3													
2	大正漢方胃腸薬「爽和」錠剤／微粒	大正製薬	3													
2	タケダ漢方胃腸薬K 錠／末 散	武田薬品	3													
2	タナベ胃腸薬〈調律〉錠／顆粒	田辺三菱	3				300		600	240*	30					
2	ハイウルソエース内服液	佐藤製薬	2〜3									1.5mL*			0.45mL *2	
2	ハイウルソグリーンS 細	佐藤製薬	3				1,200	500		90*		80mg*2	100mg*2		320mg*2	60mg*2
2	バランサー胃腸薬 顆	大正製薬	3		900		450								400mg*	
2	パンシロン01錠	ロート	3				1,800	450	240	240	30				435mg*	

胃腸薬（複合胃腸薬）

生薬				でんぷん消化酵素	タンパク消化酵素	脂肪消化酵素	複合消化酵素	利胆	粘膜修復			その他成分・備考
ショウキョウ（生姜）	センブリ（千振）	ソウジュツ（蒼朮）	チョウジ（丁子）	ジアスメンSS	プロザイム	リパーゼ	ビオヂアスターゼ	ウルソデオキシコール酸	アルジオキサ	スクラルファート水和物	銅クロロフィリンナトリウム	カンゾウ（甘草）	
3	3	2	3	3	3	3	3	3	2	2	3	2	
mg		mg		mg	mg	mg	mg	mg	mg	mg	mg	mg	
75mg*				30mg*		60*²			60			150*	タカヂアスターゼN1 150mg／有胞子性乳酸菌（ラクボン原末）60mg／l-メントール9mg／*末／*2リパーゼAP12
75mg*				30mg*		60*²			60			150*	タカヂアスターゼN1 150mg／有胞子性乳酸菌（ラクボン原末）60mg／l-メントール9mg／*末／*2リパーゼAP12
													安中散2,100mg（ケイヒ・エンゴサク・ボレイ・ウイキョウ・シュクシャ・カンゾウ・リョウキョウ）／芍薬甘草湯エキス末510mg（シャクヤク・カンゾウ）
													安中散2,100mg（ケイヒ・エンゴサク・ボレイ・ウイキョウ・シュクシャ・カンゾウ・リョウキョウ）／芍薬甘草湯エキス末420mg（シャクヤク・カンゾウ）
													五苓散料水製乾燥エキス900mg（タクシャ・ブクリョウ・ケイヒ・チョレイ・ビャクジュツ）／黄連解毒湯水製乾燥エキス0.9g（オウレン・オウバク・オウゴン・サンシシ）
													安中散2,100mg（ケイヒ・エンゴサク・ボレイ・ウイキョウ・シュクシャ・カンゾウ・リョウキョウ）／四逆散乾燥エキス910mg（サイコ・キジツ・シャクヤク・カンゾウ）
													香砂平胃散加芍薬エキス2,100mg（乾燥エキスとして）（ソウジュツ・コウボク・チンピ・カンゾウ・ショウキョウ・タイソウ・コウブシ・シュクシャ・シャクヤク）
						45*²	120*³					150*⁴	トリメブチンマレイン酸塩300mg／*乾燥物換算／*2リパーゼAP6／*3ビオヂアスターゼ2000／*4末
0.75mL*²		2.7mL*²						60				337.5*³	dl-カルニチン塩化物500mg／人参エキス-I 134mg／*チンキ／*2流エキス／*3エキス
50mg*²				50mg*²	20*³		60*⁴	20			45	150*²	*3倍散／*2末／*3プロザイム／*4ビオヂアスターゼ1000
45mg*		45mg*			20*²	90*³	90*⁴						コウボク末45mg／チンピ末45mg／*末／*2プロザイム6／*3リパーゼAP6／*4ビオヂアスターゼ2000
					15*³	60*³	90*⁴		150			225*	L-グルタミン405mg／ニンジン末225mg／*末／*2プロザイム6／*3リパーゼAP6／*4ビオヂアスターゼ2000

付録① 主なOTC薬の成分一覧表

胃腸薬（複合胃腸薬）

成分量は1日最大服用量中の含有量で表記

			1日の服用回数	制酸							生薬				
				ケイ酸アルミン酸マグネシウム	合成ヒドロタルサイト	水酸化マグネシウム	炭酸水素ナトリウム（重曹）	炭酸マグネシウム（重質炭酸マグネシウム）	沈降炭酸カルシウム	メタケイ酸アルミン酸マグネシウム	ロートエキス	ウイキョウ（茴香）	ウコン（鬱金）	オウバク（黄柏）	ケイヒ（桂皮）	ゲンチアナ
区分				2	2	3	3	3	3	2	2	3	3	2	3	3
区分	商品名	会社		mg	mg	mg	mg	mg	mg	mg	mg			mg		
2	パンシロン01プラス 散	ロート	3				1,200	690	360	240	30			435mg*		
2	パンシロンG 細	ロート	3				1,950	600	300		30			150mg	6mg*	
2	熊膽圓S 錠	塩野義	3										28mg*	49.4*		62mg*
2	ユチーフ錠	ゼリア	3		900						150*					

胃腸薬（複合胃腸薬）

生薬				でんぷん消化酵素	タンパク消化酵素	脂肪消化酵素	複合消化酵素	利胆	粘膜修復			カンゾウ（甘草）	その他成分・備考
ショウキョウ（生姜）	センブリ（千振）	ソウジュツ（蒼朮）	チョウジ（丁子）	ジアスメンSS	プロザイム	リパーゼ	ビオヂアスターゼ	ウルソデオキシコール酸	アルジオキサ	スクラルファート水和物	銅クロロフィリンナトリウム		
3	3	2	3	3	3	3	3	3	2	2	3	2	
mg	mg	mg	mg	mg	mg	mg	mg	mg	mg	mg	mg	mg	
				15*2	60*3	90*4		150				225*	L-グルタミン405mg／ニンジン末225mg／＊末／＊2プロザイム6／＊3リパーゼAP6／＊4ビオヂアスターゼ2000
	3			240	51*2								サナルミン399mg／シュクシャ90mg／L-グルタミン405mg／＊油／＊2プロザイム
	14*												オウレンエキス11.2mg／ダイオウエキス40mg／アロエ150mg／動物胆（牛胆）50mg／アカメガシワエキス275mg／＊エキス
							40						メチルメチオニンスルホニウムクロライド（ビタミンU）150mg／ガストリックムチン240mg／グリチルリチン酸二カリウム54mg／＊5倍散

付録① 主なOTC薬の成分一覧表

止瀉薬

成分量は1日最大服用量中の含有量で表記

区分	商品名	会社	1日の服用回数	腸内殺菌 アクリノール水和物	腸内殺菌 木クレオソート	腸内殺菌 タンニン酸ベルベリン	腸内殺菌 ベルベリン塩化物水和物	収斂 次硝酸ビスマス	収斂 タンニン酸アルブミン	
				2 mg	2 mg	2 mg	2 mg	2 mg	2 mg	
2	エクトール カ	第一三共	3	120			180*			
2	エクトール赤玉 錠	第一三共	3	120		180				
2	廣貫堂赤玉はら薬S 丸	塩野義	3							
2	新タントーゼA 錠	第一三共	3				300		2,000	
2	ストッパエル下痢止めEX 錠	ライオン	3			300				
2	ストッパ下痢止めEX 錠	ライオン	3			300				
2	スメクタテスミン 散	佐藤製薬	3							
2	セイドーA 錠	アラクス	3				240			
2	セイドーストッピー 顆	アラクス	3			300				
2	正露丸	大幸薬品	3		400					
2	セイロガン糖衣A 錠	大幸薬品	3		270					
2	テスミンエース カ	佐藤製薬	3				200	1,400		
②	トメダインコーワ錠	興和新薬	2	80			80			
②	トメダインコーワフィルム	興和新薬	2							
2	ビオフェルミン下痢止め 錠	武田薬品	3			300				
2	ビオフェルミン止瀉薬 細	武田薬品	3						2,700	
②	ピタリット 錠	大正製薬	2				150			
②	ロペラマックサット 錠	佐藤製薬	2							
2	ワカ末止瀉薬錠	クラシエ	3				225			
2	ワカ末錠	クラシエ	3				300			
2	新ワカ末プラスA錠	クラシエ	3				300			

止瀉薬

吸着	鎮痛鎮痙	生薬				止瀉	その他成分・備考
天然ケイ酸アルミニウム	ロートエキス	アセンヤク(阿仙薬)	オウバク(黄柏)	カンゾウ(甘草)	ゲンノショウコ	ロペラミド塩酸塩	
2 mg	2 mg	3 mg	2 mg	2 mg	3 mg	② mg	
	40						*脱水物として
	135*				250*²		ウルソデオキシコール酸30mg／*3倍散／*2エキス末
	50	180*			900*²		オウレン末100mg／ヨウバイヒ末500mg／センブリ末20mg／動物胆50mg／*乾燥エキス／*2末
	60						ウルソデオキシコール酸30mg
	180*						シャクヤク乾燥エキス72mg／*3倍散
	180*						*3倍散
9,000							
	60	600*			150*²		*末／*2乾燥エキス
	180*				100*²		ケイヒ末100mg／*3倍散／*2乾燥エキス
		200*	300*	150*			陳皮末300mg／*末
			300*		300*²		*乾燥エキス／*2末
	60						有胞子性乳酸菌末T 200mg
					300*	1	シャクヤク末200mg／*末
						1	
	33				420*		シャクヤクエキス125mg／ビフィズス菌30mg／*乾燥エキス
	33*				600*		フェーカリス菌末(乳酸菌)180mg／*エキス
						1	ビオヂアスターゼ2000 90mg／チアミン硝化物(ビタミンB₁)15mg／リボフラビン(ビタミンB₂)6mg
						1	
					600*		*エキス
							チアミン硝化物(ビタミンB₁)25mg／サンザシ末400mg

付録② 主な速乾性手指消毒薬の成分と特徴

　かぜの予防に最も効果的なのは手洗いで，石けんと流水でしっかり洗うことが基本ですが，実際には1日に何回も手洗いするのは難しいもの。そこで，水やタオルがいらない速乾性手指消毒薬が役に立ちます。

■ 選ぶときのポイント

- 外出が多い人や子どもには持ち歩ける携帯タイプがお勧めです。
- 消毒用エタノールには脱脂作用があり，何度も使うと手荒れが起きるおそれがあります。保湿剤が入った商品を選びましょう。
- 消毒用エタノールは床，ドアノブ，器具などにも使われますが，ここに示した商品の効能・効果は手指の消毒です。保湿剤入りの商品を器具などに使うとベトベトにもなるため，環境消毒用の消毒薬（例：ウエルセプト環境除菌用）を選びましょう。

【表で使用する記号】
携帯 …携帯タイプあり　　保湿 …保湿成分含有

■ 使うときの注意点

- 消毒用エタノールは刺激性があるため，傷や湿疹など皮膚トラブルがある場合は使わないようにしましょう。また，粘膜にも使ってはいけません。
- 汚れている手に使っても効果は得られず，かえって汚れを塗り広げてしまいます。十分手洗いをして乾いてから使うようにしましょう。
- 消毒用エタノールはアルコールです。火気厳禁です！

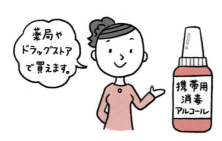

付録 ②　主な速乾性手指消毒薬の成分と特徴

商品名	会社	商品区分	規格	
手ピカジェル 携帯 保湿	健栄製薬	指定医薬部外品	1.2mL, 15mL, 60mL, 300mL	
ラビネットP	健栄製薬	第3類医薬品	180mL（スプレー式）	
消毒用エタノールA ケンエー 携帯	健栄製薬	指定医薬部外品	100mL, 100mL（スプレー式）, 500mL	
ハンドラボ 保湿	サラヤ	指定医薬部外品	ハンドジェルVS：40mL, 300mL 手指消毒スプレーVH：300mL	
ヒビスコールS 保湿	サラヤ	第2類医薬品	150mL（スプレー式）, 500mL	
サニサーラEG 携帯 保湿	サラヤ	指定医薬部外品	40mL	
ホームウエルパス 保湿	丸石製薬	第3類医薬品	300mL	
ウエルセプト 携帯 保湿	丸石製薬	第3類医薬品	100mL（スプレー式）, 300mL, 500mL	
ウエルフォーム 携帯 保湿	丸石製薬	第2類医薬品	80mL, 180mL, 360mL, 1L	

成分			添加物	特徴
エタノール	ベンザルコニウム塩化物	クロルヘキシジングルコン酸塩		
76.9～81.4 vol%			ヒアルロン酸Na，グリセリン，トコフェロール酢酸エステル，カルボキシビニルポリマー，トリエタノールアミン	・携帯タイプ（15mL，60mL）あり ・使い切りタイプ（1包1.2mL）あり ・保湿成分含有
添加物として含有	0.1w/v%（100mL中0.1g）		エタノール，トリイソオクタン酸グリセリン，N−ヤシ油脂肪酸アシルL−アルギニンエチル・DL−ピロリドンカルボン酸塩，香料	
76.9～81.4 vol%				携帯タイプ（100mL）あり
76.9～81.4 vol%			グリセリン，ミリスチン酸イソプロピル，アラントイン，リン酸，（ハンドジェルのみ）疎水化ヒドロキシプロピルメチルセルロース	・エンベロープをもたないウイルスにも有効 ・保湿成分含有
添加物として含有		0.2w/v%（100mL中0.2g）	エタノール，グリセリン，アジピン酸ジイソブチル，アラントイン，ポリオキシエチレンヤシ油脂肪酸グリセリル	保湿成分含有
76.9～81.4 vol%			アラントイン，1,3−ブチレングリコール，カルボキシビニルポリマー，トリエタノールアミン	・携帯タイプ ・保湿成分含有
添加物として含有	0.1w/v%（100mL中0.1g）		プロピレングリコール，ミリスチン酸イソプロピル，エタノールなど	・保湿成分含有
100mL中83mL			グリセリン，ミリスチン酸イソプロピル，トコフェロール酢酸エステル，ハアセチル化しょ糖	・エンベロープをもたないウイルスにも有効 ・携帯タイプ（100mL）あり ・保湿成分含有
添加物として含有		0.2w/v%（100mL中0.2g）	ポリオキシエチレン・メチルポリシロキサン共重合体，グリチルレチン酸，N−ココイル−L−アルギニンエチルエステルDL−ピロリドンカルボン酸塩，トコフェロール酢酸エステル，エタノール	・携帯タイプ（80mL）あり ・保湿成分含有

付録 ② 主な速乾性手指消毒薬の成分と特徴

商品名	会社	商品区分	規格	
ウィルテクト 消毒ジェル 携帯 保湿	小林製薬	指定医薬部外品	28mL, 250mL	
ウィルテクト 消毒ポンプミスト	小林製薬	指定医薬部外品	280mL	
アルコールハンドジェル 「カネイチ」 携帯 保湿	兼一薬品工業	医薬部外品	60mL, 250mL, 500mL	
カネパスソフト 携帯 保湿	兼一薬品工業	指定医薬部外品	100mL（スプレー式）, 500mL, 1L	
アルボナース 携帯 保湿	アルボース	指定医薬部外品	100mL（スプレー式）, 1L	
ビオレu 手指の消毒スプレー 携帯 保湿	花王	指定医薬部外品	30mL, 400mL	
コルゲンコーワ 手とゆびの消毒ジェル 保湿	興和	指定医薬部外品	300mL	
パブロンハンドジェル365 保湿	大正製薬	指定医薬部外品	250mL	
キレイキレイ 薬用泡で出る消毒液 携帯 保湿	ライオン	指定医薬部外品	50mL, 250mL	
ミューズ 消毒ハンドジェル 保湿	レキットベンキーザー・ジャパン	指定医薬部外品	200mL	

成分			添加物	特徴
エタノール	ベンザルコニウム塩化物	クロルヘキシジングルコン酸塩		
76.9〜81.4 vol%			グリセリン，ヒアルロン酸ナトリウム(2)，イソプロパノール，トリエタノールアミン，カルボキシビニルポリマー	・携帯タイプ（28mL）あり ・保湿成分含有
添加物として含有	0.05w/v%（100mL中0.05g）		無水エタノール，イソプロパノール，濃グリセリン	
76.9〜81.4 vol%			ヒドロキシプロピルセルロース，アジピン酸ジイソブチル	・携帯タイプ（60mL）あり ・保湿成分含有
添加物として含有	0.05w/v%（100mL中0.05g）		エタノール，グリセリン，ミリスチン酸イソプロピル	・携帯タイプ（100mL）あり ・保湿成分含有
添加物として含有	0.05w/v%（100mL中0.05g）		エタノール，ポリオキシエチレンラノリンなど	・携帯タイプ（100mL）あり ・保湿成分含有
添加物として含有	0.05w/v%（100mL中0.05g）		エタノール，グリセリン，中鎖脂肪酸トリグリセリド，乳酸Na	・携帯タイプ（30mL）あり ・保湿成分含有
添加物として含有	0.05w/v%（100mL中0.05g）		エタノール，グリセリン，ヒアルロン酸Na，アロエ，カルボキシビニルポリマー，トリエタノールアミン	保湿成分含有
79.5 vol%			グリセリン，ヒアルロン酸Na，トリエタノールアミン，カルボキシビニルポリマー	保湿成分含有
添加物として含有	0.05w/v%（100mL中0.05g）		DL-ピロリドンカルボン酸Na，クエン酸，クエン酸Na，ポリオキシエチレン硬化ヒマシ油，エタノール	・携帯タイプ（50mL）あり ・保湿成分含有
76.9〜81.4 vol%			精製水，グリセリン，カルボキシビニルポリマー，トリエタノールアミン，香料，ヒアルロン酸Na	保湿成分含有

索引

薬剤名

d-クロルフェニラミンマレイン酸塩 …………… 26
アセトアミノフェン
　…11, 41, 65, 125, 151, 165
アネトンせき止め顆粒 商品名 …………… 53
アモキシシリン …………… 24
アレグラFX 商品名 …… 26
アレジオン10 商品名 …… 26
イブA錠 商品名 …… 206
イブプロフェン …… 11, 41, 206
ヴィックス ヴェポラッブ 商品名 …………… 12
エスタックイブ 商品名
　…………… 12, 41
エピナスチン塩酸塩 …… 26
オーエスワン 商品名 … 194
カコナール 商品名 …… 12
ガスター10 商品名 …… 193
葛根湯 …………… 12

桔梗湯 …………… 11
グルコサミン …………… 162
コンドロイチン …………… 162
ジフェンヒドラミン …… 26
小青竜湯 …………… 11
新ビオフェルミンS 商品名
　…………… 181
新ルルAゴールド 商品名
　…………… 12
スクラート胃腸薬 商品名
　…………… 193
スクラルファート …… 193
タイレノール 商品名
　…………… 65, 125, 151, 165
ツムラ漢方桔梗湯エキス顆粒 商品名 …………… 41
デキストロメトルファン
　…………… 11, 53
トメダインコーワフィルム 商品名 …………… 181

トラベルミン 商品名 …… 222
ナプロキセン …………… 11
麦門冬湯 …………… 53, 76
パブロンエースAX 商品名
　…………… 41
フェキソフェナジン塩酸塩
　…………… 26
ブスコパンA錠 商品名 … 206
ベンザブロックS 商品名
　…………… 12
ポラプレジンク …………… 12
ミノサイクリン …………… 218
リン酸コデイン …… 11, 53
ロキソニンS 商品名
　…………… 125, 150, 165
ロキソプロフェンナトリウム …… 125, 150, 165
ロペラマックサット 商品名
　…………… 181
ロペラミド塩酸塩 …… 182

数字・欧文

数字

1次性頭痛 …………… 121
2次性頭痛 …………… 121
2峰性の病歴 …………… 21, 49
38℃以上の発熱 …… 49, 58
3C (Common, Critical, Curable) …………… 118

欧文

A群溶連菌性咽頭炎 …… 33
ACE阻害薬 …………… 72
Centorの診断基準 …… 33
Charcotの3徴 …………… 61
chill …………… 50
chilly sensation …………… 50

Diehrの基準 …………… 46
evidence based medicine (EBM) …………… 235
gastroesophageal reflux disease (GERD) …… 70
likelihood ratio …………… 21
Mclsaac modification … 33

neck flexion test 133	polypharmacy 18	SIGE CAPS 231
NSAIDs 161, 218	postinfectious cough (PIC)	sniffing position 37
O-157 175	 71	SnNout 21
OPQRST 119	POUNDing criteria ... 122	specificity 21
oral rehydration solution	RICE (Rest, Ice, Compression,	SpPin 21
(ORS) 193	Elevation) 168	Visual Analogue Scale
pharmaceutical clinical	sensitivity 21	(VAS) 121
reasoning 118	shaking chill 50	

和文

あ	うがい 92	――の感染経路 85
亜鉛 12, 94	うっ血除去薬 23	――の潜伏期間 95
亜急性甲状腺炎 35	うつ病 230	――の定義 5
アレルギー性鼻炎 18	――の診断基準 231	可動域制限 159
――の重症度判断 ... 19	――のスクリーニング	化膿性関節炎 158
あんこ 74	 230	過敏性腸症候群 200
鞍上槽 137	**え**	下部食道括約筋 73
い	腋窩の乾燥 175	カルシウム拮抗薬 .. 233
胃食道逆流症 70	エプリー法 225	がん 132
胃腸炎の3症状チェック	嚥下時痛 9, 32, 47	――の骨転移 144
.... 176	**お**	乾性咳嗽 53
咽頭痛 8, 32, 71	黄疸 61	関節痛 158
インフルエンザ ... 63, 83	悪寒戦慄 49, 59	関節ドレナージ 158
――桿菌 22	お腹のかぜ 174	関節リウマチ 166
う	お風呂 96	感度 21
ウイルス感染症 5	**か**	鑑別疾患 118
ウイルス性 36	海外渡航歴 74	感冒後咳 71
――胃腸炎 174	開口障害 37	感冒後疲労 230
――胃腸炎の自然経過	解釈モデル 221, 229	関連痛 209
.... 189	回転性めまい 215	**き**
――胃腸炎の定義 .. 177	外用消炎鎮痛薬 150	気管支 7
――咽頭炎 33	かぜ 2	季節性鼻炎 18
――気管支炎 47	――とインフルエンザの	偽痛風 164
――上気道感染症 6	違い 106	急性喉頭蓋炎 37
――副鼻腔炎 16	――の3症状チェック ... 8	急性虫垂炎 190

283

索引

き
- 胸痛 ... 32
- 局所症状不明瞭・高熱のみ型の定義 ... 58
- 局所臓器症状 ... 58
- 起立試験 ... 176
- 菌血症 ... 50
- 緊張型頭痛 ... 123

く
- クモ膜下出血 ... 38, 133
- グラム染色 ... 48
- クレアチンキナーゼ ... 232

け
- 頸動脈解離 ... 38
- 頸部臓器 ... 32
- 結核 ... 74
- 血管内感染症 ... 61
- 月経困難症 ... 201
- 倦怠感 ... 228

こ
- 降圧薬 ... 18, 217
- 口腔内乾燥 ... 175
- 抗コリン薬 ... 12, 181
- 抗生物質 ... 88
- 抗ヒスタミン薬 ... 18
- 後鼻漏 ... 70
- ——による鼻汁 ... 9
- 項部硬直 ... 133
- 肛門周囲膿瘍 ... 62
- 高齢者 ... 51, 112
- コーヒー ... 93
- ——離脱頭痛 ... 139
- 呼吸苦 ... 37
- コロナウイルス ... 84
- 根拠に基づく医療 ... 235
- 混合型頭痛 ... 128

さ
- 細菌感染症 ... 7
- 細菌性 ... 36
- ——胃腸炎 ... 174
- ——咽頭炎 ... 33
- ——副鼻腔炎 ... 16
- サドル状感覚消失 ... 143
- 寒気 ... 50

し
- 子宮内膜症 ... 201
- シックコンタクト ... 18, 197
- 失神前めまい ... 215
- 収縮期血圧 ... 143, 176
- 受診勧奨 ... 5, 38
- 消化管出血 ... 191
- 消化性潰瘍 ... 161
- 上歯痛 ... 20
- 小脳梗塞 ... 214
- 除外診断 ... 132
- ショックバイタル ... 143
- 視力障害 ... 132
- 腎盂腎炎 ... 24, 60
- 心筋梗塞 ... 32, 191
- 神経症状 ... 132
- 心血管疾患 ... 144
- 浸潤影 ... 48
- 身体化障害 ... 228

す
- 水分補給 ... 175
- 髄膜刺激徴候 ... 132
- 水様下痢 ... 178
- スタチン系 ... 232
- 頭痛 ... 118
- ——で必ず確認する3項目 ... 133

- 1次性—— ... 121
- 2次性—— ... 121

せ
- 生理痛 ... 201
- 咳 ... 8
- ——エチケット ... 76, 101
- ——喘息 ... 70
- 長引く—— ... 70
- 脊髄圧迫病変 ... 143
- セルフメディケーション ... 5
- 前頸部リンパ節 ... 34
- 穿孔 ... 39

そ
- 総ビリルビン ... 61
- 速乾性手指消毒薬 ... 89

た
- 体温計 ... 97
- 帯状疱疹 ... 148
- ——後神経痛 ... 148
- 体性痛 ... 209
- 代替医療 ... 236
- 大動脈解離 ... 38
- 脱水 ... 48, 175
- 胆石 ... 39
- ——発作 ... 207
- 胆道系感染症 ... 61

ち
- 虫垂炎 ... 203
- 急性—— ... 190
- 中枢神経の感染 ... 133
- 腸管出血性大腸菌 ... 175
- 腸感冒 ... 6
- 鎮痛薬 ... 23

つ
痛風 …… 164

て
手洗い …… 91
典型的かぜ型の定義 …… 9
伝染性単核球症 …… 63

と
動揺性めまい …… 215
特異度 …… 21
突然の病歴 …… 39, 134, 201
　──の背後にある3つ
　　…… 202
ドレナージ …… 24

な
内臓痛 …… 209
長引く咳 …… 70

に
ニューキノロン系抗菌薬
　…… 218
乳酸菌製剤 …… 181
尿路感染症 …… 60

ね
寝汗 …… 51
粘膜上皮細胞 …… 17

の
脳血管障害 …… 191
膿性痰 …… 17
膿性鼻汁 …… 17
ノロウイルス …… 184

は
肺炎 …… 46
　──球菌 …… 22
背部痛 …… 60
吐き気 …… 188

白苔 …… 35
ハチミツ …… 76, 113
発熱 …… 58
パラインフルエンザウイルス
　…… 16

ひ
鼻汁 …… 8, 37
皮疹 …… 65
ビタミン …… 93
　──C …… 12
百日咳 …… 73
ピリン系薬剤 …… 41, 98

ふ
副鼻腔炎 …… 16
腹膜炎 …… 203
腹膜刺激徴候 …… 203
プロスタグランジン …… 201

へ
変形性膝関節症 …… 162
片頭痛 …… 122
　──の頬部の痛み …… 20
ベンゾジアゼピン系抗不
安薬 …… 233
ペンタゴンサイン …… 137
扁桃周囲膿瘍 …… 37

ほ
蜂窩織炎 …… 62
膀胱炎症状 …… 61
膀胱直腸障害 …… 143

ま
マスク …… 90
マックバーニーの圧痛点
　…… 203
慢性咳嗽 …… 73

み
右季肋部痛 …… 61

め
メニエール病 …… 214
めまい …… 214
　──体操 …… 225
　回転性── …… 215
　失神前── …… 215
　動揺性── …… 215
免疫不全 …… 132
免疫力 …… 108

も
モラキセラ・カタラーリス
　…… 22

や
薬学的臨床推論 …… 118
薬剤性咳嗽 …… 72
薬物乱用頭痛 …… 135

ゆ
尤度比 …… 21

よ
腰痛 …… 142
溶連菌 …… 33
ヨード薬 …… 92

ら
ライノウイルス …… 16, 84

り
利尿薬 …… 217
良性発作性頭位めまい症
　…… 214, 225

れ
レントゲン …… 48

総合診療医が教える よくある気になるその症状
レッドフラッグサインを見逃すな！

定価　本体2,600円（税別）

2015年11月30日	発　行
2016年 1月30日	第2刷発行
2016年 3月31日	第3刷発行
2018年 3月20日	第4刷発行
2018年12月20日	第5刷発行
2019年 6月15日	第6刷発行
2020年 4月15日	第7刷発行
2021年11月10日	第8刷発行
2023年 3月31日	第9刷発行
2024年12月31日	第10刷発行

著　者　　岸田 直樹（きしだ なおき）

発行人　　武田 信

発行所　　株式会社じほう

101-8421　東京都千代田区神田猿楽町1-5-15（猿楽町SSビル）
振替　00190-0-900481
＜大阪支局＞
541-0044　大阪市中央区伏見町2-1-1（三井住友銀行高麗橋ビル）
お問い合わせ　https://www.jiho.co.jp/contact/

©2015　　イラスト　小坂タイチ　組版　クニメディア（株）　印刷　TOPPANクロレ（株）
Printed in Japan

本書の複写にかかる複製，上映，譲渡，公衆送信（送信可能化を含む）の各権利は
株式会社じほうが管理の委託を受けています．

JCOPY ＜出版者著作権管理機構　委託出版物＞
本書の無断複製は著作権法上での例外を除き禁じられています．
複製される場合は，そのつど事前に，出版者著作権管理機構（電話 03-5244-5088，
FAX 03-5244-5089，e-mail：info@jcopy.or.jp）の許諾を得てください．

万一落丁，乱丁の場合は，お取替えいたします．
ISBN 978-4-8407-4632-8